Schories

Shiatsu für eine unbeschwerte Schwangerschaft

Die Autorin:

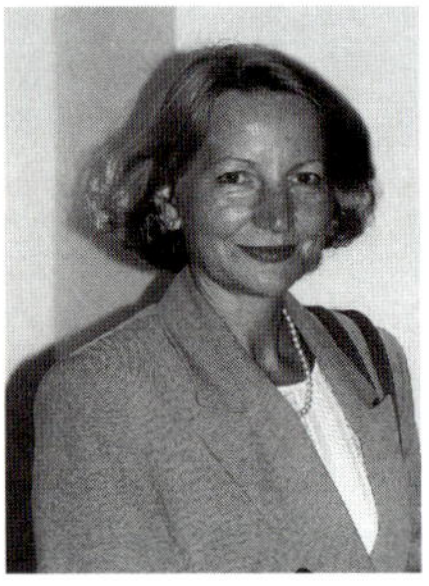

Carmen Schories arbeitet als Heilpraktikerin und Shiatsu-Therapeutin mit eigener Praxis in Stuttgart. Darüber hinaus bildet sie Shiatsu-Therapeuten aus. Außerdem ist sie anerkannte Geburtsvorbereiterin.

Carmen Schories

Shiatsu für eine unbeschwerte Schwangerschaft

- Wie Sie Beschwerden selbst lindern
- Ideal auch zum Entspannen
- Mit 81 Selbst- und Partner-Massagen

TRIAS

Leserservice:

Wenn Sie Fragen oder Anregungen
zu diesem Buch haben, schreiben Sie uns:
TRIAS Verlag
Postfach 30 11 07
70451 Stuttgart
oder schicken Sie eine E-Mail an:
trias.lektorat@thieme.de

Umschlaggestaltung:
Cyclus · Visuelle Kommunikation, Stuttgart

Lektorat:
Maria Brand, Gießen

Bildnachweis:
Fotos (auch Coverfoto): Cira Moro, Stuttgart;
Textzeichnungen: Margrit Stüber, Niedernhausen; Foto S. 120: Penaten

Die Deutsche Bibliothek –
CIP-Einheitsaufnahme
Ein Titeldatensatz für diese Publikation ist
bei der Deutschen Bibliothek erhältlich.

Dieses Buch wurde in der neuen deutschen
Rechtschreibung verfasst.

Gedruckt auf chlorfrei gebleichtem Papier

Rüdigerstraße 14, 70469 Stuttgart
Printed in Germany
Satz: Fotosatz H. Buck, Kumhausen
Druck: Westermann-Druck, Zwickau

ISBN 3-89373-558-5 1 2 3 4 5 6

Zu diesem Buch

Das Angebot für Schwangere und ihre Partner, sich auf die Geburt des Kindes vorzubereiten, ist in den letzten Jahren ständig gewachsen.

Den Erwartungen an eine ganzheitliche, psychosomatische Geburtsvorbereitung, die weit über Schwangerschaftsgymnastik hinausgeht, ist damit zunehmend entsprochen worden. Vielleicht fragen Sie sich jetzt: »Warum soll ich mich als Schwangere nun auch noch mit Shiatsu befassen?«

Die Antwort lautet kurz und bündig: »Weil es viel Freude macht und einfach gut tut.« Meine langjährige, ausgesprochen positive Erfahrung in der Arbeit mit Shiatsu und Geburtsvorbereitung hat mir dies immer wieder bestätigt.

Shiatsu in der Schwangerschaft sehe ich daher als gelungene Verbindung einer fernöstlichen Methode mit unserem westlichen Bedürfnis nach wirklich hilfreicher Geburtsvorbereitung. Shiatsu erfüllt in idealer Weise den Wunsch der Schwangeren, sich körperlich und seelisch auf das erwartete Baby einzurichten. Die sich wiederholenden Shiatsu-Massagen im Verlauf der Schwangerschaft lassen gezielte Berührungen als wohltuend und entspannend erfahrbar werden. In der Geburtssituation kann die Schwangere sich in ihrer Körperwahrnehmung an die Berührungen erinnern und mit Entspannung reagieren.

Viele Schwangere berichten mir, wie die Hand des Partners auf dem Kreuzbein oder zwischen den Schulterblättern Ruhe, Wohlbefinden, Atmen und Loslassen bewirkt. Die Berührung ist ihnen vertraut geworden, sie verscheucht sorgenvolle Gedanken und löst Muskelverspannungen auf. Ein harmonisches Zusammenspiel mit besonderer Aufmerksamkeit füreinander ist entstanden. Beide sind ein gutes Team geworden. So kommt sich der werdende Vater nicht mehr hilflos oder gar überflüssig vor, er weiß, wo seine Hände gebraucht werden und welche Druckpunkte Entlastung bringen.

So entstand auch die Idee zu diesem Buch. Meine Kursteilnehmerinnen wünschten sich einen Leitfaden zur praktischen Unterstützung ihrer Behandlungen zu Hause, eine Zusammenfassung der geeigneten Atem- und Körperübungen, und vor allem wollten sie die wichtigsten Druckpunkte bei Schwangerschaftsbeschwerden und zur Schmerzlinderung in der Geburtssituation kennen lernen.

Dieses Buch richtet sich deshalb in erster Linie an

- Schwangere (Einzelübende oder Schwangerengruppen)
- werdende Elternpaare
- Personen, die in der Geburtsvorbereitung tätig sind oder Schwangeren-Shiatsu geben
- interessierte Leser/innen, denn die meisten Übungen und Behandlungen eignen sich gleichermaßen für Frauen und Männer, bei denen Schwangerschaft kein Thema (mehr) ist.

Die Arbeit mit Shiatsu macht mir viel Freude, wobei ich die Kurse und Behandlungen besonders genieße. Es wirkt geradezu ansteckend, die liebevolle Haltung der Partner untereinander zu erleben, eine Atmosphäre, die getragen ist von Glück und Vorfreude auf das Baby.

Shiatsu ermöglicht neue Erfahrungen der Fürsorge und des gegenseitigen Wohltuens. Ich wünsche Ihnen, liebe Leserin, dass Sie dies für sich ganz persönlich entdecken. Das vorliegende Buch will Anregungen dazu liefern. Und nun – viel Freude beim Experimentieren!

Ihre Carmen Schories

Stuttgart, im Januar 2000

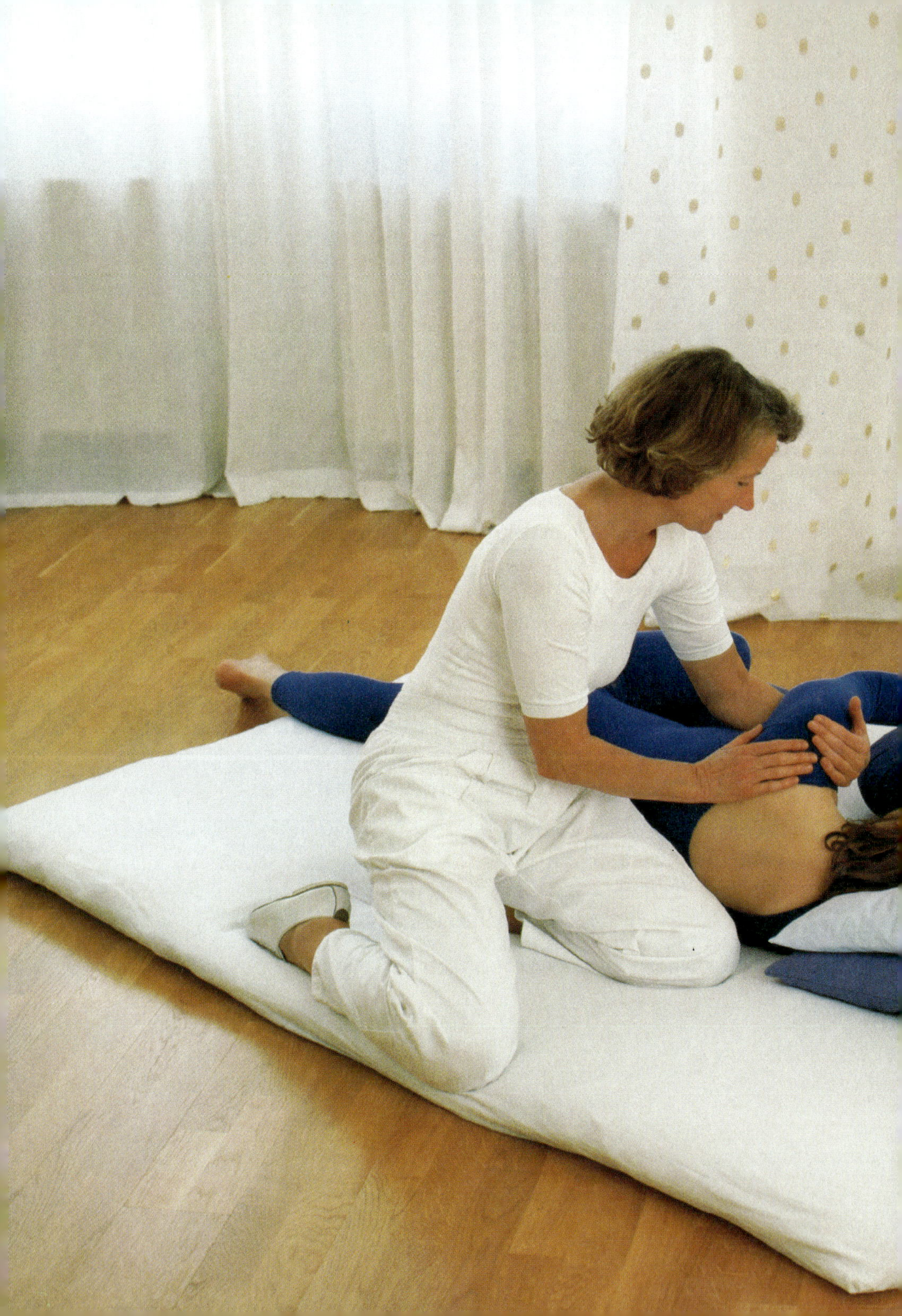

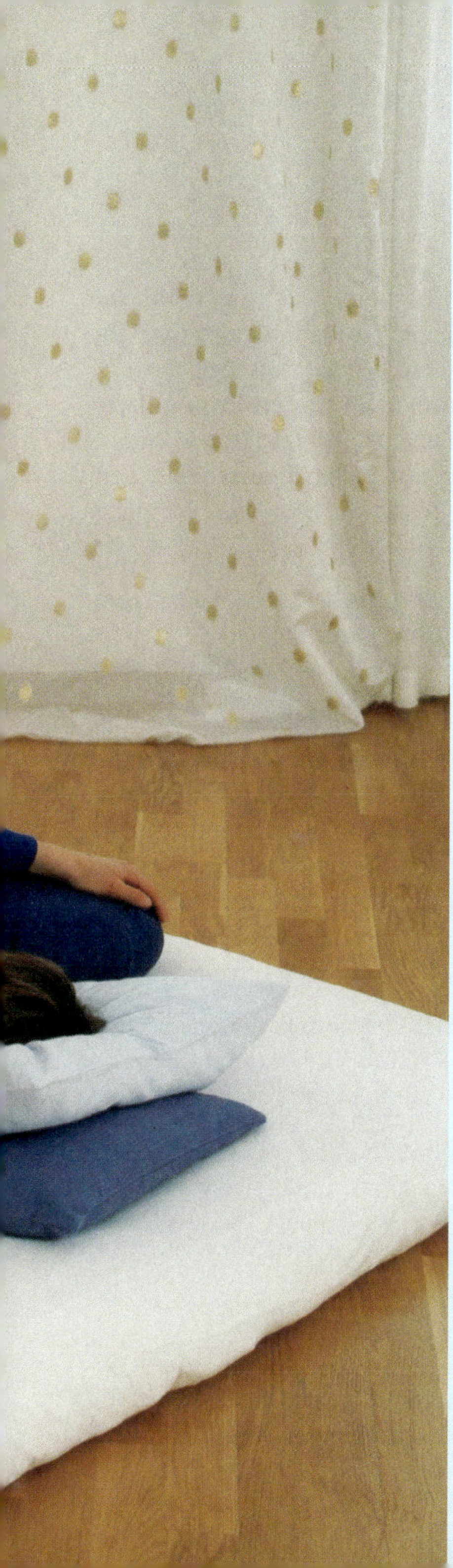

Shiatsu – nicht nur für Schwangere

Das Wesentliche aller Körperarbeiten bzw. Massageformen ist die Berührung – so auch bei Shiatsu. Jeder Mensch braucht Berührung. Für den Säugling ist sie sogar überlebensnotwendig. Berührung beruhigt, macht Mut, gibt Halt. Nicht die Technik ist dabei ausschlaggebend, sondern die Art der Berührung und die innere Haltung. Dann erst spielt die Methode eine Rolle, sozusagen als Formgebung für diese Zuwendung.

Was ist Shiatsu?

Shiatsu ist eine Körperarbeit, deren Ursprung in der traditionellen fernöstlichen Medizin liegt. Vor ca. 100 Jahren entwickelte sich Shiatsu in Japan zu einer anerkannten und erfolgreichen Methode der Gesundheitsprophylaxe und Therapie, indem es eine Brücke zwischen fernöstlicher Erfahrungsmedizin und auch in Europa bekannten Massagetechniken schlug. Shiatsu heißt – wörtlich übersetzt – Finger-Druck. Näher betrachtet, geht eine Shiatsu-Behandlung mit ihren unterschiedlichen Druck-, Atem- und Dehnungstechniken jedoch weit über diese Möglichkeit hinaus.

> *»Trefft vorbeugende Maßnahmen, indem ihr ein gesundes, ausgewogenes Leben führt in Übereinstimmung mit den jahreszeitlichen Erfordernissen.«*
>
> Neijing (Der gelbe Kaiser, um 2600 v. Chr.)

Wie bei der Akupunktur geht man auch bei Shiatsu davon aus, dass die Lebensenergie nicht frei fließt, sondern dass unser Körper von Energiebahnen, den so genannten **Meridianen**, durchzogen ist, vergleichbar etwa unserem Gefäß- und Lymphsystem. Auf diesen Energiebahnen befinden sich Orte besonders konzentrierter Energie, die als Tsubos bezeichnet werden und identisch mit den Akupunkturpunkten sind. Spezielle Diagnoseverfahren helfen, die energetische Situation dieser Bahnen, Zonen und Punkte zu erkennen, um eine gezielte Behandlung zu ermöglichen.

▶ Shiatsu ist also eine energetisch wirksame Körperarbeit, die sowohl die physische als auch die seelisch-geistige Situation des Menschen beeinflusst.

Ziel einer Shiatsu-Massage ist es, der Lebensenergie (Ki) einen Bewegungsimpuls zu geben, damit diese dann einen ausgeglichenen Energiezustand herstellt. Harmonisch fließende Energie bedeutet für den Menschen Wohlbefinden, Tatkraft, Gelassenheit und Gesundheit.

Meridiane – Ströme der Lebensenergie

Die Meridiane wurden schon vor Jahrtausenden genau beschrieben: 12 Haupt- und mehrere Nebenmeridiane, die miteinander verbunden sind und sich gegenseitig beeinflussen, bilden ein umfangreiches System energetischer Versorgung des ganzen Menschen. Sie verlaufen – bis auf die so genannten Steuermeridiane – auf beiden Körperseiten und sind jeweils nach dem Organ benannt, dessen spezieller Unterstützung sie dienen.

Die Bedeutung der Meridiane geht jedoch weit über die reine Organversorgung hinaus, da praktisch alle Vorgänge im Menschen durch sie beeinflusst werden. Besondere Belastungen seelischer oder körperlicher Art können die Zirkulation im Meridiansystem stören und damit zu Energieblockaden führen. Mögliche Folgen sind Stress, Schmerzen, Bewegungseinschränkungen oder auch Organfunktionsstörungen. Krankheiten stellen demnach ein energetisches Ungleichgewicht dar.

Die Energiebahnen sind in ihren Funktionen paarweise zusammengefasst und fließen im Körper entweder von oben nach unten (Yang-Energie) oder von unten nach oben (Yin-Energie), was für den Behandlungsablauf entscheidend ist (siehe Abb. 1). Alle Energiebahnen sind auf jeder Körperseite vorhanden (hier jedoch nur einseitig eingezeichnet). Ausnahmen bilden die als Steuermeridiane bezeichneten beiden mittleren Energiebahnen.

Die einzelnen Meridiane und ihre Abkürzungen im Überblick

Bl = Blasen-Meridian
Di = Dickdarm-Meridian
3E = Dreifacherwärmer-Meridian
Dü = Dünndarm-Meridian
Ga = Gallenblasen-Meridian
He = Herz-Meridian
Kr = Kreislauf-Meridian
Le = Leber-Meridian
Lu = Lungen-Meridian
Mi = Milz-Meridian
Ma = Magen-Meridian
Ni = Nieren-Meridian
KG = Konzeptions-Gefäß (»Ren Mai«), Steuermeridian auf der Körpervorderseite
LG = Lenker-Gefäß (»Du Mai«), Steuermeridian auf der Körperrückseite

Die den einzelnen Meridianen zugeordneten Punkte sind fortlaufend nummeriert. Am Beispiel des Nieren-Meridianes: Dieser Meridian umfasst 27 Punkte (**Ni 1** bis **Ni 27**). **Ni 1** ist der Ausgangspunkt des Nieren-Meridianes, **Ni 27** sein Endpunkt.

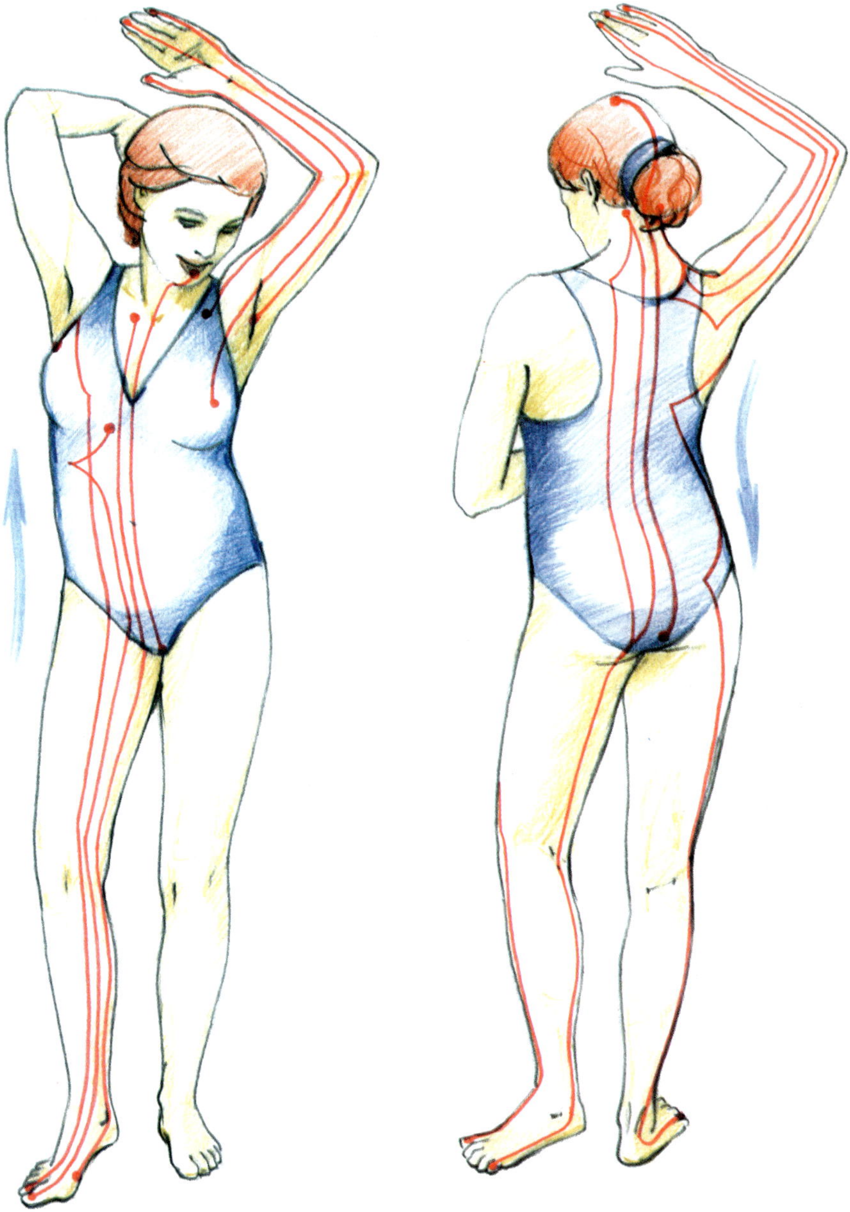

Abb. 1: Der Verlauf der Meridiane

In der Schwangerschaft ist die Pflege sämtlicher Meridiane für das Wohlergehen von Mutter und Kind enorm wichtig. Eine zentrale Bedeutung kommt den Blasen- und Nieren-Meridianen als Sitz der Ur-Energie und durch die Wirkung der Zustimmungspunkte am Rücken zu. Sie werden daher in den beschriebenen Behandlungen besonders berücksichtigt.

Wo Shiatsu-Geben beginnt

Shiatsu kann grundsätzlich von jedem Menschen angewendet werden, da es nicht schwierig ist, die Techniken zu erlernen. Wenn uns eine bestimmte Stelle schmerzt, berühren wir sie instinktiv, ohne besonders darüber nachzudenken. Bei Kopf- oder Zahnschmerzen beispielsweise oder bei einem Stoß ans Knie reiben wir sofort zur Linderung den betroffenen Bereich.

Beim Shiatsu-Geben steckt nur ein bestimmtes System des Berührens dahinter, eine geordnete Methode. Sie müssen nicht gleich die gesamte fernöstliche Philosophie in Ihr Handeln einbeziehen, um wirkungsvoll Shiatsu geben zu können, wichtig sind Ihre aufmerksame Haltung und die gute Absicht. (Vielleicht wird ja Ihr Interesse geweckt, sich an anderer Stelle etwas weiter in die Hintergründe der Methode hineinzudenken.)

Sobald Sie sich mit den Grundregeln vertraut gemacht haben, können Sie mit Ihrem Shiatsu beginnen.

Wie Shiatsu wirkt

Durch Ihre Behandlung werden Sie einen ganz bestimmten Reiz auf das Energiesystem ausüben, der Ihre Selbstheilungskräfte anregt und als eine Art Ordnungshilfe bei der Gesunderhaltung wirkt.

▶ Mit Shiatsu können Sie bei einer Vielzahl von Beschwerden ansetzen und Ihren Gesundheitszustand insgesamt verbessern. Besonders wirksam ist eine regelmäßige Behandlung.

Shiatsu hilft

- in der Gesundheitsprophylaxe durch Stärkung der Abwehrkräfte
- die Stoffwechselvorgänge und Zellversorgung durch eine verbesserte Durchblutung anzuregen
- die Beweglichkeit und die Muskelelastizität zu steigern
- eine Haltungs- und Atmungsverbesserung zu erzielen
- die Organfunktionen zu unterstützen
- Mutter und Kind in der Schwangerschaft zu stärken
- durch Linderung bei unterschiedlichen Schmerzzuständen wie Kopf-, Nacken-, Rücken- und Menstruationsbeschwerden
- psychische Spannungen und Schwankungen günstig zu beeinflussen

Wenn Sie offen und ohne allzu große Anstrengung Shiatsu geben, werden Sie auch als gebende Person die beruhigende und harmonisierende Wirkung erfahren.

Wenden Sie Shiatsu nicht an

- direkt nach einer Mahlzeit oder nach Alkoholgenuss
- bei chronisch hohem Blutdruck
- bei Infektionskrankheiten und Fieber
- nach Operationen, Knochenbrüchen und Zerrungen

Beachten Sie bei Shiatsu

- keinen Druck auf Krampfadern auszuüben
- bei alten und gebrechlichen Menschen nur sanften Druck einzusetzen
- die Besonderheiten bei Schwangeren

Shiatsu in der Schwangerschaft

Besonders in der sensibelsten Zeit der Schwangerschaft bedeutet das Geben und Empfangen von Shiatsu eine Chance, ganz neue Berührungserfahrungen miteinander zu machen. Shiatsu in der Schwangerschaft – das heißt gehalten werden, Kraft schöpfen, das Baby mitberühren. Denn Berührung geht unter die Haut – und wirkt im Innern nach.

> *»Jede Berührung ist heilsam.«*
> *»Man berührt den Himmel, wenn man einen Menschenleib betastet.«*
>
> (Novalis, 1772–1801)

▶ Während ich berühre, werde ich berührt!

Werdende Eltern möchten die Schwangerschaft bewusst erleben, möchten Einfluss nehmen können, um sich dann dem Geburtsgeschehen überlassen zu können. Sie möchten die Entwicklung ihres Babys begleiten und bestmögliche Bedingungen schaffen. Für die Schwangere spielt es neben der Sicherheit durch Informationen eine ebenso große Rolle, sich durch körperliches Wohlbefinden, Elastizität und Spannkraft auf die Geburtsarbeit vorzubereiten.

Warum Shiatsu?

Ihrem Bedürfnis, sich wohl, »ganz« und stimmig zu fühlen und Vertrauen in die natürlichen Abläufe dieser wunderschönen Lebensphase zu entwickeln, kann die Schwangere durch Ausübung von Shiatsu entsprechen. Je nach persönlicher Situation ist es möglich, den Partner in die Behandlung mit einzubeziehen, alleine zu üben oder auch gemeinsam mit anderen schwangeren Frauen Shiatsu zu praktizieren. Hier erfährt die Schwangere, was ihr gut tut, was ihr hilft, sich zu entspannen, und sie kann ihren Körper in seinen vielfältigen Veränderungen als gesund und stabil erleben.

Für die Paarbeziehung bietet Shiatsu geradezu ideale Bedingungen (siehe Abb. 2). In liebevoller Hinwendung und achtsamen Behandlungen wachsen nicht nur Mutter und Kind, sondern auch das Paar in Vertrauen und Dankbarkeit aufeinander zu.

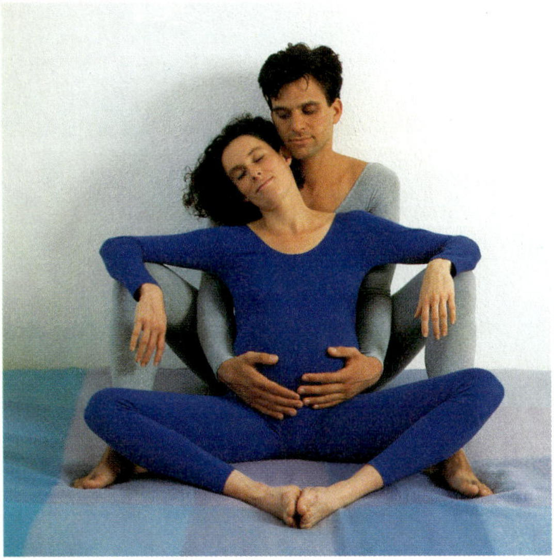

Abb. 2: Shiatsu zu zweit – Geborgensein in liebevoller Zuwendung

Ruhe, Bewegung, sanfte Dehnung und wohltuender Druck, Atmen und Ausschnaufen lassen Alltägliches abfließen – einfach Zeit füreinander zu haben, das schafft Gefühle von Verbundenheit, Nähe und Geborgensein. Mit Shiatsu können Sie erfahren, wie durch die Behandlung der Energiebahnen lebensbejahende Kräfte spürbar werden, denn die psychische und physische Verfassung, die Balance, hat Auswirkungen auf den gesamten Schwangerschaftsablauf. Sie lernen, Ihren Körper besser zu verstehen, seine Signale sensibler wahrzunehmen.

Bewegung und Ruhephasen wechseln sich ab, die aktive und passive Dehnung der während der Geburt besonders angesprochenen Körperregionen erzeugt mehr Elastizität. Hilfreich kann ein festgelegter, regelmäßiger Behandlungstermin sein. So lässt sich der »innere Faulpelz« überlisten und Terminplanung bringt Vorfreude. Solche Freiräume sind geschenkte Zeit für Sie selbst, das erwartete Baby oder für die Partnerschaft. Darüber hinaus können Sie in der Schwangerschaft üblichen Beschwerden einfach und effektvoll und ohne unerwünschte Nebenwirkungen zu Leibe rücken.

Empfängnis und Schwangerschaft aus fernöstlicher Sicht

Hier liegt die Vorstellung einer untrennbaren Verbundenheit von Mensch und Natur zugrunde. Der Mensch als ein Teil des Kosmos ist eingebunden in einen Prozess der Wandlung und Entwicklung, so wie die ihn umgebende Natur – und beständig unter ihrem Einfluss. Hitze, Wind oder Feuchtigkeit wirken auf alle seelisch-geistigen und körperlichen Vorgänge, bringen Krankheiten, Wohlbefinden und das Werden und Vergehen von Leben. Himmel und Erde vereinen sich mit ihren Kräften und bilden so den Menschen, der als Verbindung zwischen beiden Polen verstanden wird.

Besteht nun Kinderwunsch, wird eine ganzheitliche Lebensweise (unter Umständen auch Fasten und Meditation) empfohlen, um sich in Einklang mit der Natur zu bringen und eine umfassende Gesundheitsvorsorge zu treffen.

»Erkenne das Männliche in dir.
Entdecke das Weibliche.
Werde zum Strombett der Welt.
So kehrst du wieder heim zur Kindheit.«
(Lao-tse, um 400–300 v. Chr.)

Yin und Yang – Quellen energetischer Kraft

Die Verschmelzung des energetischen Potenzials der Mutter (Yin-Essenz aus der Lunge) mit dem des Vaters (Yang-Essenz aus der Leber) markiert den Beginn des neuen Lebens. Im Moment der Empfängnis wird das Kind mit der Ur-Essenz ausgestattet, die sich in der Nierenenergie konzentriert. Die veränderten Yin- und Yang-Pulse zeigen die Schwangerschaft an.

Die Yang-Energie des Himmels, die über die Haarspitzen der Mutter einwärts drehend nach unten in ihren Leib fließt, versorgt den Embryo ebenso wie die Yin-Energie der Erde, die in einer auswärts drehenden, nach oben gerichteten Bewegung die Unterleibsorgane der Mutter erreicht. Gemeinsam erzeugen sie einen vitalen Kraftstrom für die Entwicklung des ungeborenen Kindes. Dabei formt sich zunächst ansatzweise der Körper, dann entstehen die inneren und die Sinnesorgane, und in weiteren Schritten bilden sich Arme, Beine, Finger und Zehen heraus.

»Im ersten Monat Masse,
im zweiten Monat ein Ball,
im dritten Monat ein Fötus,
im vierten Monat das Fleisch,
im fünften Monat die Bänder, Nerven und Muskeln,
im sechsten Monat die Knochen,
im siebten Monat die organische Vollendung,
im achten Monat die Bewegung,
im neunten Monat die Ungeduld,
im zehnten Monat erblickt es den Tag (die Geburt).«
(Hunainanzi, um 200 v. Chr.)

Bei der Geburt empfängt das Kind durch die Atmung das himmlische Ki (Energie). Damit beginnt sein Weg der Wandlung und Entwicklung durch das Leben. Ein Großteil organischer, persönlicher, sozialer und menschlicher Fähigkeiten sollte bereits durch Erfahrungen im Mutterleib erworben werden. Aus diesem Grund wird schwangeren Frauen in Japan empfohlen, sich mit den schönen, stärkenden Dingen des Lebens zu umgeben. Beruhigende Musik, Meditation, Naturbetrachtungen und wirksame Körperübungen wie Shiatsu helfen der werdenden Mutter, sich zu kräftigen, Sorgen, Krankheiten und Hektik von sich und dem Baby fernzuhalten.

Shiatsu – Möglichkeiten und Grenzen

Sie, liebe Leserin, werden Shiatsu als eine besonders einfühlsame Möglichkeit der Vorbereitung auf Ihr Baby kennen lernen. Persönliche Voraussetzungen dafür sind lediglich Bereitschaft und Lust, auch etwas Neugierde auf eine so vielfältige Methode. Da keine spezielle Ausrüstung erforderlich ist und Sie weder besonders sportlich trainiert noch meditativ geübt sein müssen, können Sie praktisch sofort mit den ersten Übungen beginnen.

Alle erforderlichen Kenntnisse können Sie sich mit diesem Buch in leicht nachvollziehbaren Schritten aneignen. Wählen Sie die erprobten Behandlungen ganz flexibel nach Ihren persönlichen Bedürfnissen und der

Ihnen zur Verfügung stehenden Zeit. Die Übersicht über 7 ausgesuchte Behandlungsschritte (siehe S. 63) soll Ihnen als eine Art »Arbeitsgerüst« dienen, das Sie nach individuellen Wünschen durch eigene Behandlungskombinationen ergänzen oder ersetzen.

Bei eventuell auftretenden Schwangerschaftsbeschwerden nützen Sie das Kapitel »Wenns ›zwickt und zwackt‹ – mit Shiatsu gegen die Beschwerden«, um die entsprechenden Druckpunkte zu finden. Die Angaben zur Schmerzlinderung während der Geburt im Kapitel »Es ist so weit – Shiatsu zur Geburtsunterstützung« können Sie fotokopieren und als »Spickzettel« mit in die Klinik nehmen oder zu Hause parat legen. (Das Punktesuchen sollten Sie allerdings schon mal vor der ersten Wehe geübt haben.)

Dieser Ratgeber ersetzt keinen der üblichen Geburtsvorbereitungskurse. Bei anhaltenden Beschwerden sollten Sie unbedingt ärztliche Hilfe in Anspruch nehmen.

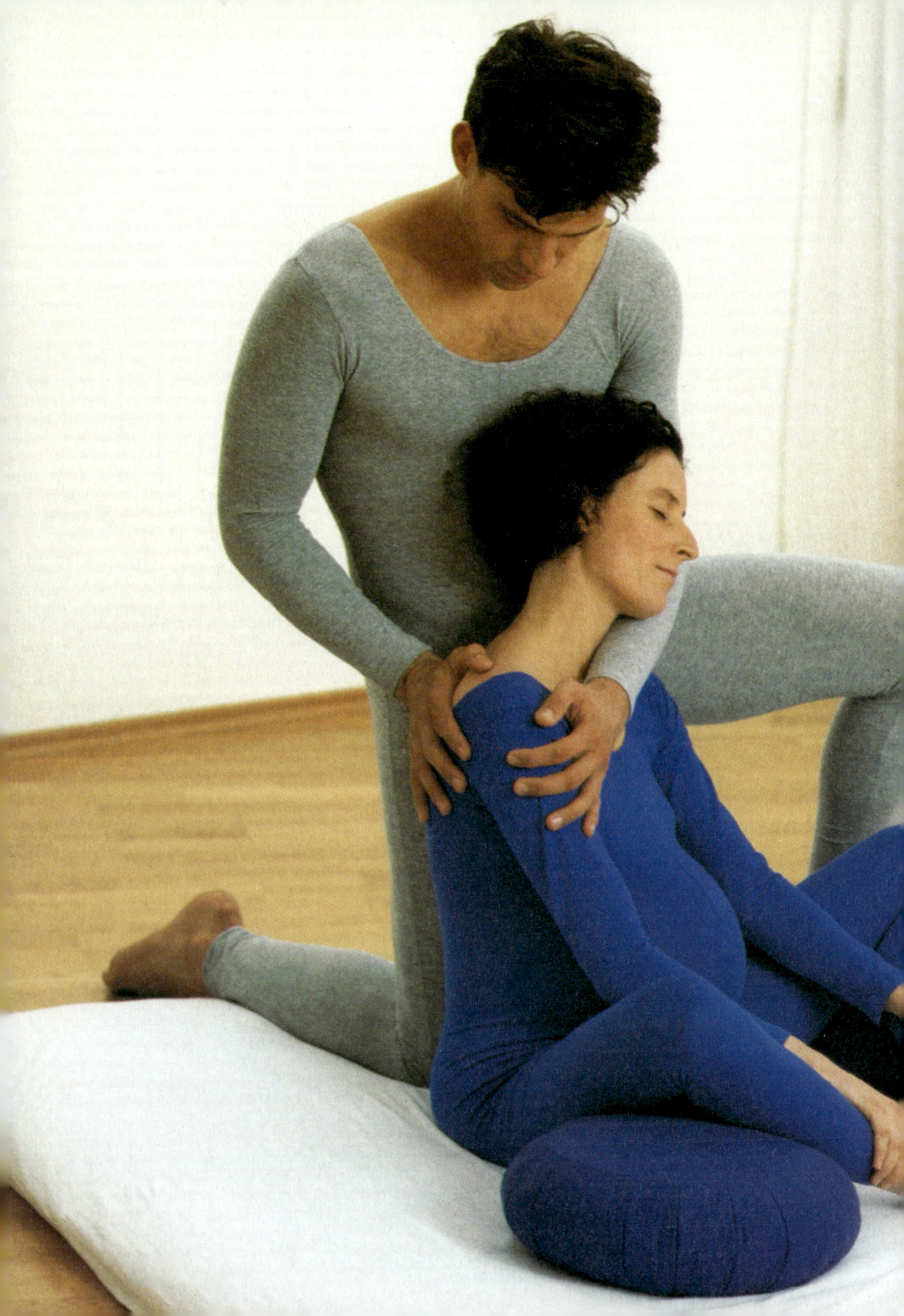

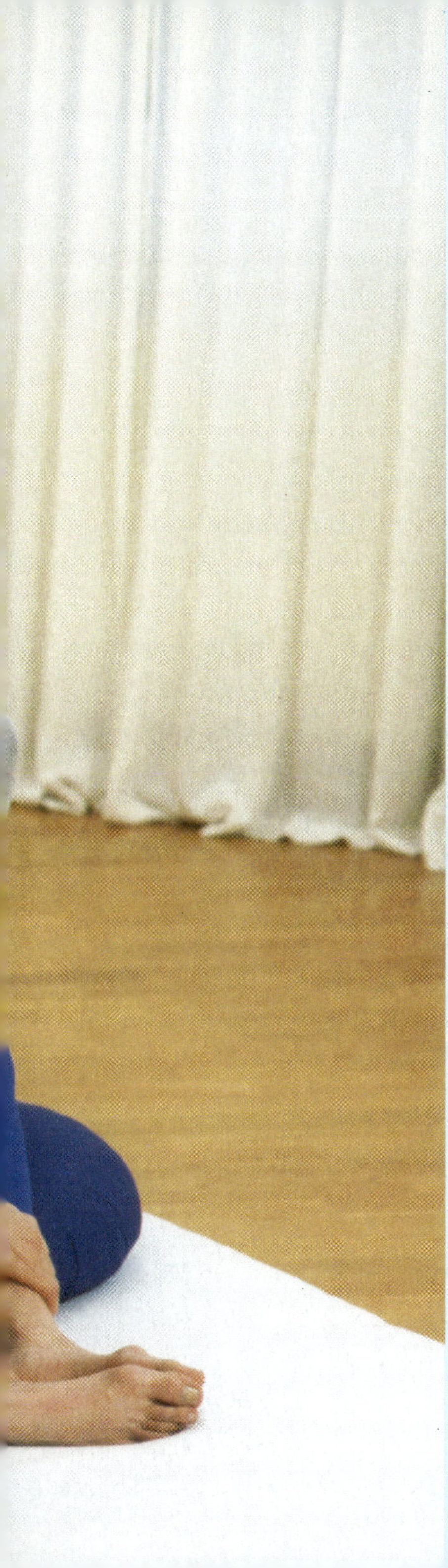

Gewusst wie – Shiatsu in der Praxis

In diesem Kapitel finden Sie die wesentlichen Grundlagen für Ihre Shiatsu-Massagen. Wie andere Körperübungen und Massageformen folgt auch Shiatsu bestimmten einfachen Regeln. Vom geeigneten Behandlungsplatz über passende Kleidung und richtigen Zeitpunkt bis hin zu verschiedenen Techniken sollten Sie diese Voraussetzungen kennen lernen, bevor Sie mit Shiatsu beginnen. So können Sie sich sicher in der Anwendung fühlen und der Erfolg wird nicht ausbleiben.

Der Behandlungsplatz

- Richten Sie sich einen angenehmen, ruhigen »Arbeitsplatz« ein, indem Sie Störungsquellen wie Telefon und andere Geräuschkulissen von vornherein ausschließen. Er sollte warm und zugfrei sein. Auch ein geschützter Platz im Freien bzw. im Garten (nicht direkt der prallen Sonne oder dem Wind ausgesetzt) kann einen besonders wohltuenden Rahmen bilden.

- Eine dicke, weiche Unterlage (Matte, Decken) auf dem Boden, einige Kissen, eine Knierolle zur Unterstützung bequemer Körperhaltungen und eine Decke zum Einkuscheln nach dem Shiatsu – das ist bereits die gesamte Grundausstattung, die Sie benötigen.

- Halten Sie unter Umständen eine Wärmflasche für die Füße bereit. (Kalte Füße erschweren die Entspannung.)

- Leise Musik im Hintergrund ist bei Shiatsu nicht üblich; doch entscheiden Sie selbst, welche Atmosphäre Ihnen hilfreich erscheint.

Die Kleidung

- Traditionell wird Shiatsu am bekleideten Menschen ausgeübt, die Berührung erfolgt also nicht unmittelbar auf der Haut. Wenn Sie sich als Paar lieber in direktem Hautkontakt spüren möchten, ist dies natürlich ebenso gut möglich. Ansonsten wählen Sie sehr bequeme Kleidung, die sich allen Bewegungen ohne einzuengen gut anpasst. Am besten eignen sich Textilien aus dünner Naturfaser, durch die der Druck deutlich spürbar ist.

- Legen Sie vor der Behandlung auch allen Schmuck, Brille, Gürtel usw. ab, um mögliche Behinderungen zu vermeiden.

Der Zeitpunkt

- Geben oder nehmen Sie Shiatsu nicht, wenn Sie gerade gegessen haben. Warten Sie bis ca. 2 Stunden nach der Mahlzeit. Bedenken Sie aber auch, dass sich bei knurrendem Magen keine wirkliche Entspannung einstellen kann.

- Üben und behandeln Sie nur, wenn Sie im Moment Freude und Lust daran haben, nicht wenn Sie erschöpft sind oder sich krank fühlen. Beachten Sie auch, wann Shiatsu nicht angewendet werden sollte (siehe S. 18).

Die persönlichen Voraussetzungen

Damit die Berührung angenehm erlebt wird, wärmen Sie Ihre Hände vor der Behandlung durch Aneinanderreiben und sorgen Sie für kurz geschnittene Fingernägel, besonders an beiden Daumen.

Was Sie als Shiatsu gebende Person außerdem beachten sollten

- Fangen Sie mit einer Atem- oder Entspannungsübung an, um sich leichter vom Tagesgeschehen lösen zu können.
- Beginnen Sie jede Behandlung, indem Sie die Hände auf den Bauch der Partnerin legen, Kontakt aufnehmen und sich auf ihren Atemrhythmus einstellen.
- Versuchen Sie nicht, etwas Bestimmtes fühlen oder erreichen zu wollen, sondern nehmen Sie nur wahr, was Sie vorfinden, ohne eine Veränderung, z. B. eine bessere Beweglichkeit oder tiefere Atmung, erzeugen zu wollen. Begegnen Sie der Partnerin in ihrer Individualität mit besonderer Aufmerksamkeit. Öffnen Sie sich für die Signale, die sie Ihnen sendet.
- Richten Sie Ihre Behandlung, z. B. die Druckstärke, in liebevoller Anteilnahme ganz auf diesen Menschen aus. Zuweilen ist die Tagesverfassung ausschlaggebend für die Bereitschaft, sich einer Berührung vertrauensvoll hinzugeben.

- Vereinbaren Sie ein Zeichen (z. B. leichtes Klopfen mit der Hand auf die Unterlage), das Ihnen signalisiert, wenn eine Bewegung oder ein Druck als unangenehm empfunden wird.
- Wenn Sie unsicher sind, fragen Sie einfach nach, ob die Partnerin sich wohl fühlt. Wichtig ist auch, nicht die eigene Kraft und Energie abzugeben und unbedingt helfen oder heilen zu wollen. Sie würden sich nur rasch erschöpft und müde fühlen.
- Achten Sie ebenso darauf, dass es Ihnen als Shiatsu gebender Person gut geht. Wechseln Sie, sooft es für Sie richtig ist, die eigene Position oder legen Sie kleine Pausen ein, in denen Sie mit den Händen bei der Partnerin bleiben und sich einfach am Zusammensein freuen. Bleiben Sie natürlich und locker und behandeln Sie mit Intuition und Freude – das ist erholsam für beide.
- Bedanken Sie sich nach der Behandlung bei Ihrer Partnerin für die vertrauensvolle Haltung Ihnen gegenüber.

Mit Ihrer Behandlung geben Sie der Energie Ihrer Partnerin einen wichtigen Impuls zur selbstständigen Regeneration und zum Ausgleich.

Was Sie als Shiatsu empfangende Person beachten sollten

- Versuchen Sie, sich ganz der Fürsorge Ihres Partners zu überlassen, er wird sich bemühen, die bestmöglichen Voraussetzungen für Ihr Wohlergehen zu schaffen.
- Lenken Sie Ihre Aufmerksamkeit auf das erwartete Kind bzw. auf Ihr Kraftzentrum in der Mitte des Bauches (genau zwei Finger unter dem Nabel).
- Atmen Sie ruhig in Ihrem eigenen Atemrhythmus.
- Lassen Sie auftauchende Gedanken an sich vorüberziehen. Sie müssen in diesem Moment keine Lösungen und Entscheidungen finden.
- Genießen Sie die Ihnen geschenkte Zeit bedenkenlos.
- Wenn Sie einschlafen sollten, schadet es der Wirkung keinesfalls. Sie konnten sich umso besser entspannen.

Die Auswahl der Behandlungen

- Wählen Sie Ihre Behandlungen nach dem Bedürfnis beider Shiatsu-Partner aus und achten Sie dabei darauf, dass die Anwendungen/Übungen sich für Ihren Schwangerschaftsabschnitt eignen. Richten Sie sich immer in erster Linie nach Ihrem aktuellen Befinden.

- Auch die Ihnen zur Verfügung stehende Zeit sollten Sie bei der Auswahl berücksichtigen, damit sich keiner gehetzt fühlt. Lassen Sie lieber einige der vorgegebenen Schritte aus, ehe Sie sich eilen müssen und die Behandlung hastig zu Ende bringen.

▶ Grundsätzlich können Sie alle in diesem Buch beschriebenen Anwendungen nach Wunsch kombinieren.

Die Technik

In der Regel wird Shiatsu auf einer Matte am Boden ausgeübt, um das eigene Körpergewicht in der Behandlung wirksam einsetzen zu können. Wichtig für das problemlose Gelingen der Shiatsu-Massagen sind deshalb die Körperhaltung und einige wenige Grundtechniken.

Die Körperhaltung – ist Teil der Entspannung

Meist werden Sie sich während der Behandlung kniend oder im Fersensitz um Ihre Partnerin herum bewegen.

- Nehmen Sie dabei Ihre Knie weit auseinander, um eine gerade und sichere Haltung finden zu können und Ihrem Bauch genügend Raum für eine tief gehende Atmung und Konzentration zu gewähren. Das gilt sowohl für die Schwangere als auch für ihren Partner (siehe Abb. 3).

- Versuchen Sie, mit geradem Rücken zu arbeiten, und experimentieren Sie immer wieder mit neuen Positionen, aus denen heraus Sie frei beweglich handeln können.

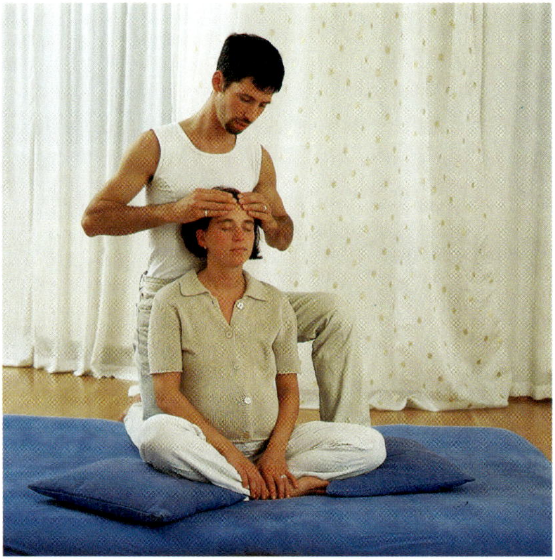

Abb. 3: Entspannung durch die richtige Körperhaltung

Im Wesentlichen setzt sich eine Shiatsu-Behandlung aus 3 Elementen zusammen:

- Druck
- Atmung
- Dehnung und Rotation

Der Druck – ist wie eine Umarmung

Ihre Hände »sagen« mit dem Druck körperlich, was Sie gefühlsmäßig mitteilen möchten. Mit ihnen nehmen Sie Kontakt zur Lebensenergie (Ki) Ihrer Partnerin auf.

● Wenn Shi-atsu auch Finger-Druck bedeutet, wird in der Praxis doch mit vielen Druckvarianten über Daumen, Handfläche, Knie, Ellenbogen oder auch den Fuß gearbeitet. In den hier beschriebenen Behandlungen werden grundsätzlich nur der Handflächen- bzw. Vollhand-Druck (VD) und der Daumen-Druck (DD) verwendet.

- Machen Sie sich mit der Druckintensität vertraut. Dabei hilft Ihnen folgendes kleines Experiment:

Experiment 1

- Stellen Sie sich seitlich im Abstand von ca. 50 cm (etwa 2 Schritte) neben eine Wand. Strecken Sie Ihren Arm in Richtung Wand aus und legen Sie die Handfläche voll auf. Üben Sie nun einen kräftigen Druck gegen die Wand aus. Spüren Sie in Ihrem Körper den Auswirkungen dieses Druckes in Rücken, Arm und Beinen nach.
- Bleiben Sie in der Haltung mit seitlich ausgestreckten Arm, wobei Sie sich jedoch diesmal an die Wand lehnen, statt Druck auszuüben. Fühlen Sie den veränderten Spannungszustand im Körper?

Genau der Druck, den Sie zuletzt auf die Wand ausgeübt haben, ist gemeint, wenn im Folgenden (vor allem beim Vollhand-Druck) von »drücken« gesprochen wird. Es handelt sich also um ein bloßes Lehnen ohne besondere Muskelanstrengung. Gedrückt wird immer nur während der Ausatmungsphase der Partnerin. Das gilt insbesondere, wenn Sie im Brust- oder Bauchbereich arbeiten.

Der Vollhand-Druck (VD)

Der Vollhand-Druck wird mit der ganzen (vollen) Handfläche ausgeführt. Die Druckintensität geht dabei vom Handballen aus. Die Hand folgt den Körperkonturen, indem sie leicht gewölbt aufgelegt wird (siehe Abb. 4).

- Zum einen dient er der Behandlungsvorbereitung und der ersten Kontaktaufnahme (verhindert Muskelkontraktionen) und ermöglicht so den Daumen-Druck (DD).
- Zum anderen wird er während der ganzen Behandlung von der so genannten Mutterhand als »ruhender Pol« eingesetzt.

Der Vollhand-Druck wirkt wärmend, ausgleichend und nährend und weckt dadurch die Energie in den betroffenen Zonen.

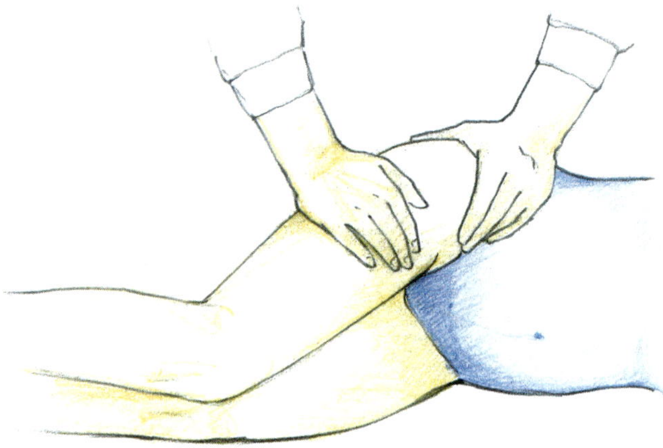

Abb. 4: So geben Sie richtig Vollhand-Druck (VD). Eine Hand arbeitet, während die andere ruht

Der Daumen-Druck (DD)

Der Daumen-Druck wird mit dem flach aufgesetzten Daumen ausgeführt (siehe Abb. 5).

- Zum einen kann damit jeweils der ganze Meridian in seiner Flussrichtung punktuell gedrückt werden.
- Zum anderen lassen sich so einzelne Tsubos (Akupunkturpunkte) gezielt behandeln.

Der Daumen sinkt dabei während der Ausatmung wie durch mehrere Schichten in den entsprechenden Punkt ein. Die Wirkung ist belebend, verteilend, aber auch ausgleichend. Es wird Bewegung im Meridianfluss erzeugt.

▶ Üben Sie der Einfachheit halber zunächst einmal beide Druckarten an einem Kissen und anschließend an sich selbst.

Mit beiden Händen Shiatsu geben

Bei der Behandlung haben Ihre Hände oft unterschiedliche Aufgaben. Die eine Hand liegt ruhend und fühlend und wird daher auch als Mutterhand

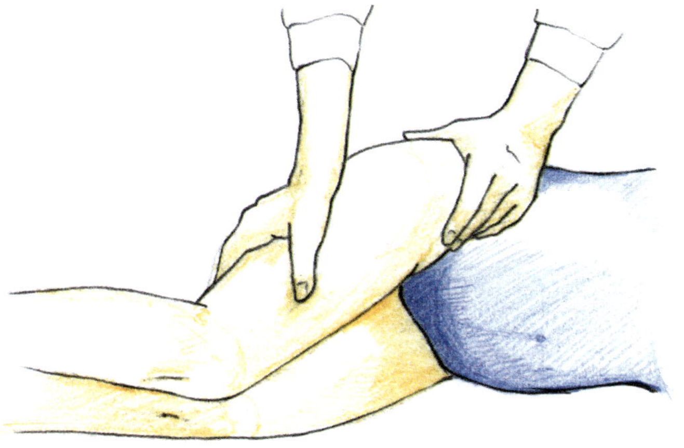

Abb. 5: So geben Sie richtig Daumen-Druck (DD)

bezeichnet. Sie nimmt die Reaktionen wahr, die die andere Hand durch ihren Druck auslöst. Die Mutterhand achtet sozusagen auf die Energiekommunikation. Die arbeitende Hand gibt den Impuls, die ruhende Hand empfängt die Nachricht.

Wo befindet sich die Mutterhand und wo die aktive, bewegte Hand?

Vorzugsweise liegt die inaktive Hand auf einer Körperregion, der Energie zugeführt werden soll, und die aktive Hand bringt Bewegung in den Energiefluss. Sie werden sich fragen, wie Sie diese Zonen entdecken. Das können Sie leicht mit einem zweiten kleinen Experiment herausfinden.

Experiment 2

- Legen Sie ein einfarbiges oder weißes Tuch (z. B. Bettlaken) über die empfangende Person. Betrachten Sie nun für einen Augenblick die vor Ihnen liegende »Körperlandschaft« und fragen Sie sich, wo dieser Mensch wohl berührt werden möchte.
- Streichen Sie mit beiden Händen über den Körper. Zu zwei Zonen werden sich Ihre Hände instinktiv hingezogen fühlen:

- zu einer eingesunkenen, kühl wirkenden Partie – hier möchte Energie belebt und aufgebaut werden. Das ist der Platz für die Mutterhand;
- zu einem Körperbereich, der sich Ihnen entgegenwölbt, der sich fest und warm anfühlt – hier soll Energie bewegt, zerstreut werden. Dort verteilt die arbeitende Hand Energiestauungen.

Kyo und Jitsu – Energie fließen lassen

In der fernöstlichen Medizin werden die beiden zuvor beschriebenen Zonen als

- Kyo = energiebedürftige Bereiche und
- Jitsu = energiegestaute Bereiche

bezeichnet. Beide Extreme sollen in Harmonie, also in einen Zustand fließender Energie gebracht werden.

Der immer dickere Bauch der Schwangeren bedeutet eine großartige Konzentration von Energie. Das ist wichtig und richtig so. Diese mütterliche Energie soll keineswegs aufgelöst oder verteilt, sondern gestärkt werden. Sie soll Mutter und Baby zugeleitet werden, um beiden besonders zur Verfügung zu stehen. Daher wird der mütterliche Bauch immer nährend und stützend mit der liebevollen Mutterhand berührt. Ein guter Platz für die Mutterhand ist also der Bauch oder der Lendenwirbelbereich, ein Gelenk (da hier die Energie von Natur aus eine Blockade überwinden muss) oder auch eine Schmerzzone. Die Mutterhand wird während der Behandlung immer wieder auf eine neue entsprechende Stelle gelegt.

Die Atmung

Wenn Sie Shiatsu im Brust-, Rücken- und Bauchbereich geben, ist es besonders wichtig, sich auf den Atemrhythmus der Partnerin einzustellen, um das Luftholen durch den Druck nicht zu behindern. Generell gilt für den Vollhand-Druck und den Daumen-Druck: Druck geben bzw. anlehnen in der Ausatmungsphase, Druck nachlassen in der Einatmungsphase. Ermutigen Sie Ihre Partnerin während der Behandlung zu einer ruhigen, in den Bauchraum zum Kind führenden Atmung (siehe dazu auch Übung 3, »Der fließende Atem«, S. 43 im nächsten Kapitel).

Dehnung und Rotation

Eine wirksame Unterstützung der Druckmassage liegt im Aufdehnen der Energiebahnen und in der Rotation der Gelenke. Darunter ist eine möglichst passive Bewegung zu verstehen, bei der die empfangende Person sich entspannt bewegen lässt:

- Bewegen Sie die Gelenke Ihrer Partnerin langsam und gefühlvoll und üben Sie dabei eine leichte Dehnung aus.
- Übereilen Sie nichts und erzwingen Sie nie eine geplante Bewegung.
- Halten Sie bei der Rotation den entsprechenden Körperteil jeweils an seinem Grundgelenk.

Durch die Bewegung werden die Gelenke und Knochen vermehrt versorgt und geschmeidig gehalten, sodass sich bald ein wunderbar entspanntes Körpergefühl einstellt.

Die Grundregeln des Shiatsu

3 Prinzipien bestimmen den Ablauf aller Shiatsu-Übungen:

- mit dem Atemrhythmus arbeiten
- Druck geben durch Anlehnen (keine Muskelkraft einsetzen)
- Signale der Partnerin wahrnehmen, akzeptieren und beantworten

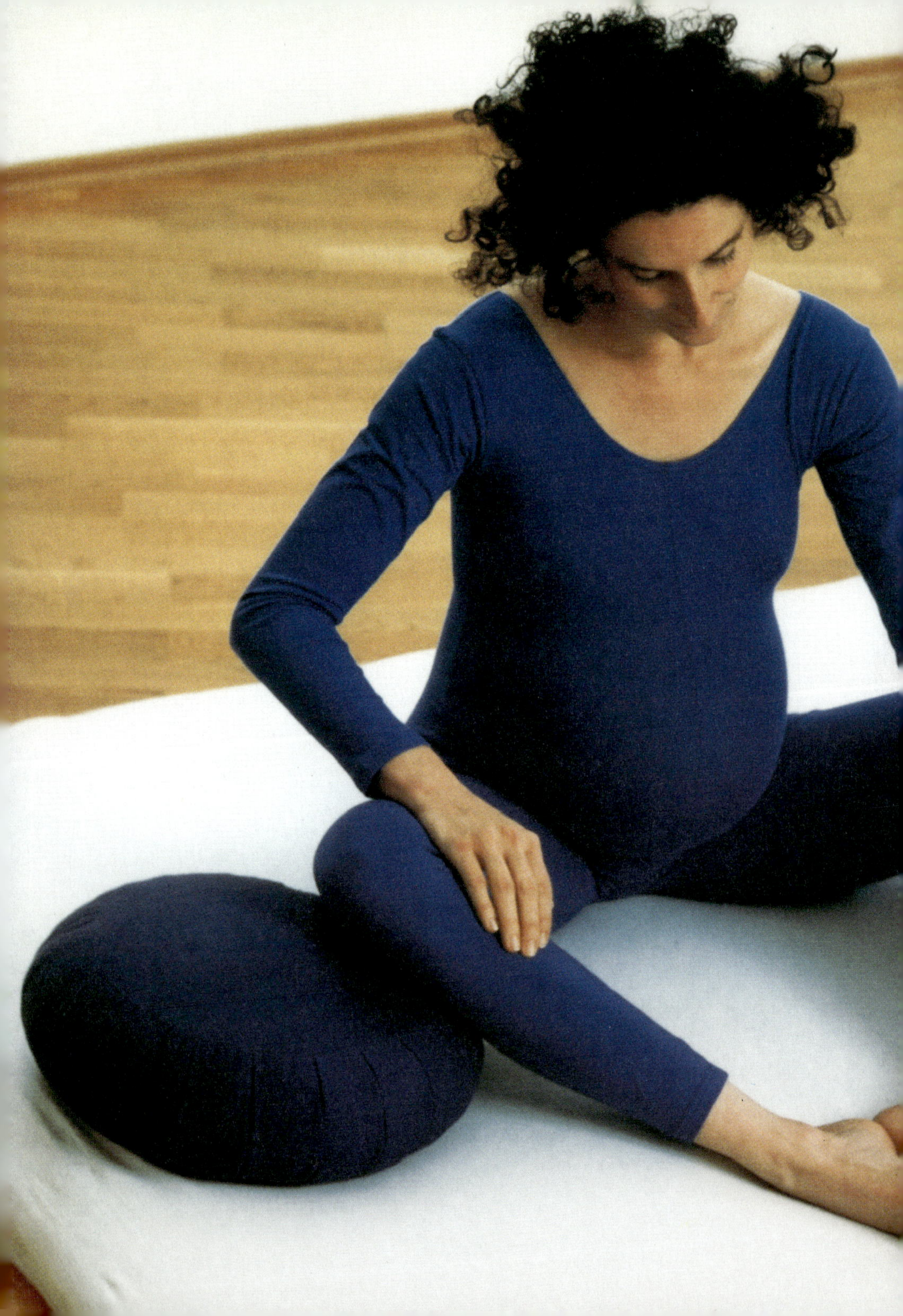

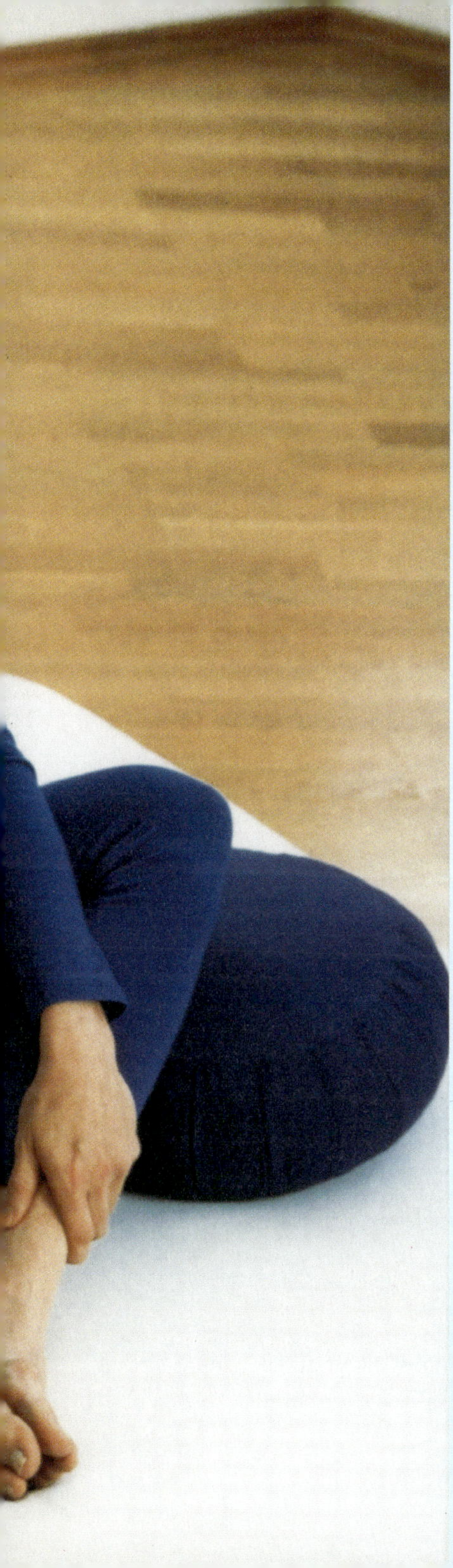

Einzelübungen und Selbstbehandlung – Shiatsu als Solo

Unabhängig von Terminabsprachen mit einem Übungspartner bietet Ihnen die Selbstbehandlung mit Shiatsu kleine Oasen der Entspannung und sofortigen Erholung. Durch das Dehnen der Meridiane, eine ruhige Atmung und den gezielten Druck auf bestimmte Energiepunkte fühlen Sie sich ausgeglichener und zentrierter, sodass Sie nach einem hektischen Tag wieder besonnener bei sich und dem Baby verweilen können. Die Selbstbehandlung kann auch einen kraftvollen Auftakt in den Tag bewirken.

Entspannungs- und Erholungszeiten, die Sie sich selbst schaffen

Im Kapitel »Gewusst wie – Shiatsu in der Praxis« haben Sie die wichtigsten Voraussetzungen für die Arbeit mit Shiatsu kennen gelernt. Nun können Sie bereits mit der Einzelbehandlung beginnen. Die folgenden 5 Übungen lassen sich einzeln oder auch nacheinander durchführen. Die Anzahl der verwendeten Druckpunkte ist begrenzt.

Praxistipp

- Lesen Sie bitte zunächst die ganze Anleitung zur von Ihnen gewählten Übung durch und beginnen Sie erst in einem zweiten Schritt mit der praktischen Umsetzung. So werden Sie sich bei der Durchführung viel sicherer fühlen.
- Je nach äußeren Möglichkeiten leicht abgewandelt, eignen sich die Übungen auch für kleine Erholungssequenzen im Büro oder für einige freie Minuten zwischen den Hausarbeiten.

Übung 1 Eröffnung

Durch langsame Bewegung und innere Sammlung die Energie ausbalancieren (regulieren)

Diese Übung stammt aus der chinesischen Bewegungstherapie. Sie wird Ihnen helfen, vom Alltagsgeschehen zu innerer Konzentration zu wechseln. Ihre Wirkung auf das Nervensystem ist ausgleichend, Müdigkeit und Erschöpfung verschwinden.

- Stehen Sie aufrecht mit geschlossenen Beinen, Ihre Arme hängen entspannt an den Körperseiten herunter.
- Lassen Sie störende Gedanken vorüberziehen. Richten Sie Ihre Aufmerksamkeit auf das Baby und lächeln Sie es an.
- Mit der Einatmung führen Sie beide Arme in einem seitlichen Halbkreis über den Kopf. Gehen Sie dabei auf die Zehenballen und strecken

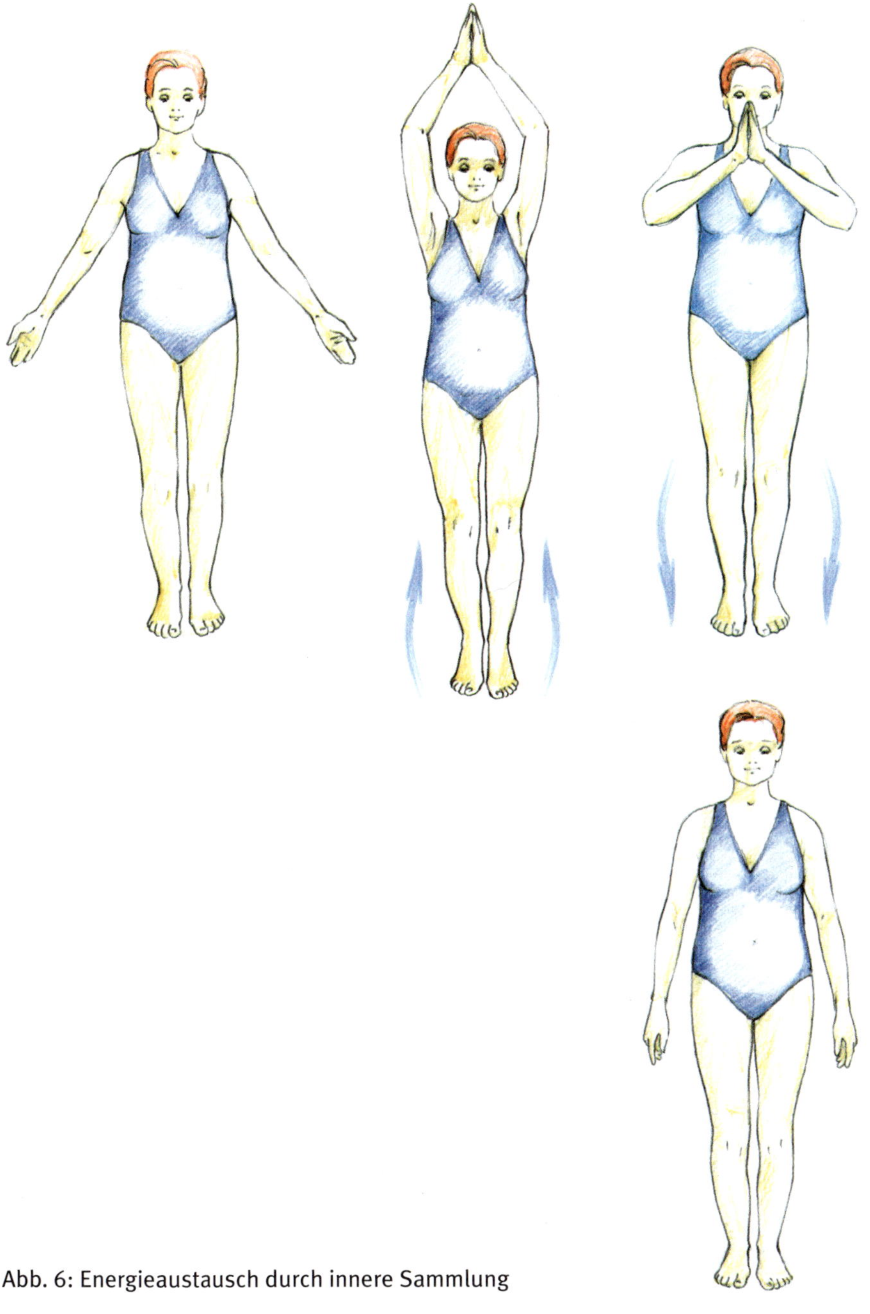

Abb. 6: Energieaustausch durch innere Sammlung

Sie den ganzen Körper. Die Handflächen liegen nun geschlossen über dem Kopf.
- Bei der Ausatmung senken Sie die aneinander gepressten Hände auf Brusthöhe ab und setzen die Fersen wieder auf den Boden.
- Mit dem nächsten Atemzug gehen Sie zurück in die Ausgangsposition.
- In der nächsten Einatmung führen Sie die Arme erneut nach oben.
- Setzen Sie sich anschließend nicht gleich hin, sondern gehen Sie einige Schritte umher; *8-mal wiederholen*

Praxistipp

- Üben Sie ohne jede Anstrengung in langsamen Bewegungen.
- Richten Sie Ihre Aufmerksamkeit auf den unteren Bauchbereich und atmen Sie völlig natürlich.
- Lächeln Sie ein wenig beim Üben, so klingt die Gedankenflut ab und allmählich stellt sich ein ausgeglichener Gemütszustand ein.

Übung 2 Zentriert stehen – Schultern und Kreuzbein entlasten

Den »Beckensitz« einnehmen

Der Körperschwerpunkt der Schwangeren verlagert sich durch das wachsende Kind zunehmend nach vorne. Die so veränderte Statik führt zu einer erhöhten Beanspruchung der Wirbelsäule (die Lendenkrümmung wird stärker), der Muskeln und der Bänder. Um Ermüdungserscheinungen und Beschwerden im unteren Rücken entgegenzuwirken, ist ein guter Haltungsaufbau enorm hilfreich.

Beginnen Sie probeweise einmal mit der üblichen, auf Dauer belastenderen Haltung:

- Stehen Sie aufrecht, beide Beine etwa schulterbreit voneinander entfernt und durchgestreckt.
- Legen Sie Ihre Hände flach auf den Nierenbereich (unterhalb der Rippenbögen auf dem Rücken) und machen Sie sich die Krümmung des Lendenbereiches, das so genannte Hohlkreuz, bewusst.

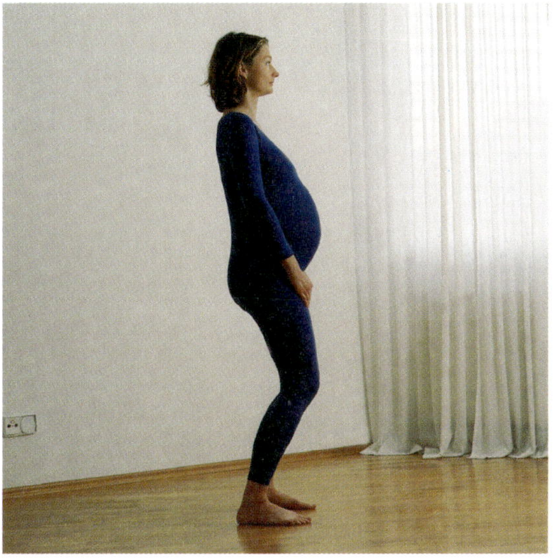

Abb. 7: So entlasten Sie Kreuz und Beine im Stehen

- Verändern Sie nun Ihre Haltung wie folgt:

- Beugen Sie Ihre Knie leicht nach vorne und schieben Sie den Lendenbereich gegen Ihre Hände, sodass der gesamte Beckenbereich etwas nach vorne kippt (»Beckensitz«).
- Achten Sie einmal auf das Gefühl in Ihren Füßen. Ihr Gewicht ist jetzt gleichmäßiger auf die 3 Belastungspunkte der Fußsohle (siehe Abb. 8) verteilt. Alle Zehen haben Bodenkontakt und liegen flach auf.
- Jetzt können Sie die Arme seitlich nach unten sinken lassen. Die Hände kommen dabei in Oberschenkelhöhe zu liegen.
- Ihr Rücken ist nun leicht gedehnt und die Brust entspannt eingesunken. Ihr Atem kann bis in den Bauchraum fließen.

- Beginnen Sie nun mit der entlastenden Hals-Kopf-Einrichtung:

- Neigen Sie dazu Ihren Kopf zunächst etwas nach hinten und heben Sie das Kinn leicht an. Lassen Sie Ihre Aufmerksamkeit nun zum höchsten Punkt der Schädeldecke am Ende des Scheitels wandern und stellen Sie sich ein dort befestigtes Fädchen vor.

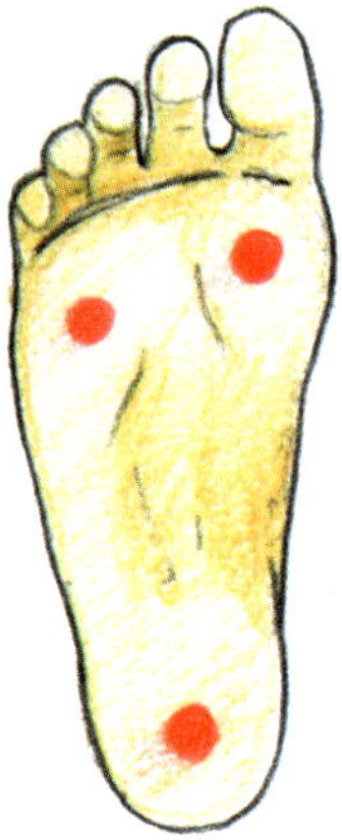

Abb. 8: Beim richtigen Stehen ruht die Last des Körpers auf diesen 3 Punkten

- Stellen Sie sich weiter vor, dass dieses Fädchen nach oben gezogen wird, so senkt sich Ihr Kinn wieder und die Halswirbelsäule wird aufgerichtet.

Hals-, Brust- und Lendenwirbelsäule befinden sich jetzt in einem idealen Spannungsausgleich. Diese Position gilt daher als die günstigste und entlastendste.

▶ Richtig ist die Haltung, wenn Sie ein Gefühl der Ruhe und Schwere im unteren Körper spüren und den Oberkörper leicht und ohne Muskelanspannung empfinden.

Praxistipp

- Durch leichtes Abklopfen der Beine, besonders der Oberschenkel und Waden, wird Ihr Körper gut auf diese Übung vorbereitet.
- Hilfreich kann auch die Vorstellung eines »dritten Standbeines« durch ein gedachtes verlängertes Steißbein sein. Sie erhöht das Gefühl der Stabilität.
- Beginnen Sie mit einer kurzen Übungszeit (ca. 1 Minute) und steigern Sie sich langsam auf ca. 5 Minuten Verweildauer in dieser Position.

Übung 3 Der fließende Atem

Vom Ruheatem zur Tiefenversorgungsatmung

Die Atmung ist ein uns unbewusster (autonomer), sich ständig wiederholender Vorgang, der vom Atemzentrum gesteuert wird. Ein- und Ausatmung fließen auch ohne unser Zutun. Äußere Reize, wie Temperatur, Berührung, Schmerz oder emotionale Faktoren, beeinflussen jedoch die Atemform. Oberflächliche Atmung und schlechte Luftqualität führen zu Mangelerscheinungen, die sich in Müdigkeit und Kraftlosigkeit zeigen. Angst und Aufregung verstärken eine beschleunigte, flache Atmung. Tiefes Durchatmen erleichtert bekanntlich, es macht ruhiger und besonnener.

Durch Wahrnehmen des Ruheatems und gezielte Tiefenversorgungsatmung lässt sich der Kreis von Belastung – ineffizienter Atmung – vermehrter Beunruhigung durchbrechen. Diese im Folgenden erläuterte Atmung in den Bauch zum Kind hin ist daher eine ideale Unterstützung in der Schwangerschaft und auch in der Geburtssituation von erheblichem Nutzen.

Die fernöstliche Atemlehre orientiert sich in ihrem Verständnis von Atmung an der Embryonal-Atmung. So wie das Ungeborene über die Nabelschnur (»Pforte des Lebens und des Schicksals«) beatmet und ernährt wird, soll auch im weiteren Leben die Atmung bis zum Nabel Gesundheit und Gelassenheit ermöglichen. Gleich nach der Geburt wird dem Baby der Nabel mit warmem Wasser abgetupft, um es zum ersten selbstständigen Atemzug anzuregen.

▶ Ein chinesisches Sprichwort lautet: »Konzentriere dich beim Atmen auf deinen Nabel, dann wirst du den Mittelpunkt der Welt erleben.«

Die folgenden Übungen sollen Ihnen helfen zu entspannen, indem Sie Ihren Atem in den ganzen Körper fließen lassen.

Übung 3a Den ganzen Körper beatmen

- Setzen Sie sich bequem auf einen Stuhl oder auf den Boden (Sitzkissen?). Auf dem Boden können Sie die Beine anwinkeln und unter jedes

Knie zur Unterstützung ein Kissen legen. (Vielleicht möchten Sie auch den Rücken an eine Wand anlehnen und den Lendenwirbelbereich zur Wand schieben.)
- Legen Sie Ihre Hände auf den Bauch und spüren Sie mit Aufmerksamkeit die eigenen Atembewegungen, den so genannten Ruheatem.

Übung 3b Die Bauchdecke entspannen

- Stellen Sie sich ein gefülltes Gefäß vor, das langsam entleert wird.
- Atmen Sie nun mit einer ersten gründlichen und langsamen Atmung aus, damit ohne Bemühen frische Luft einströmen kann.
- Atmen Sie langsam tief durch die Nase ein und drücken Sie die Zungenspitze dabei hinter die Schneidezähne an den Gaumen.
- Lassen Sie den Atem zum Kind fließen, dabei die Atemluft in den Bauch begleiten, nicht hineindrücken. Die Hände auf dem Bauch heben sich leicht.
- Atmen Sie durch den leicht geöffneten Mund aus. Die Ausatmung dauert etwas länger als die Einatmung. Ihre Hände senken sich dabei auf den Bauch. Erspüren Sie mit jedem Atemzug die Entspannung der Bauchdecke; *mehrere Male wiederholen, ca. 2–3 Minuten lang*

Übung 3c Tiefenversorgungsatmung (Vollatmung) erfahren

- Beginnen Sie wieder mit der Ausatmung durch den leicht geöffneten Mund. Dabei senkt sich die Bauchdecke, wodurch sich das Zwerchfell langsam anhebt.
- Dehnen Sie die Ausatmung so lange wie möglich aus. So strömt die Luft auch aus den tiefer liegenden Lungenpartien heraus.
- Nach einer kurzen Atempause, in der der Impuls dazu erfolgt, atmen Sie ohne besonderes Zutun durch die Nase ein. Mit dem leichten Herausheben des Bauches senkt sich das Zwerchfell.
- Verfolgen Sie gedanklich den Weg der Atemluft in den Bauchraum und zum Brustkorb mit. (Die Atemhilfsmuskulatur zwischen den Rippen wird nun gedehnt, alle Bereiche bis in die Lungenspitzen füllen sich mit Sauerstoff.)
- Suchen Sie mit den Mittelfingern den Punkt **Lu 1** (siehe Kasten »Bedeutung einzelner Druckpunkte«, S. 46 f.) und drücken Sie ihn während der Ausatmungsphase.

- Bleiben Sie bei der beschriebenen Tiefenversorgungsatmung und setzen Sie nun am Punkt **Di 20** an (siehe Kasten »Bedeutung einzelner Druckpunkte«). Drücken Sie auch hier immer in der Ausatmungsphase; *3-mal wiederholen*

Übung 3d Mit dem Atem das Baby liebevoll umhüllen

- Beginnen Sie mit der Atmung zur Entspannung der Bauchdecke. Ihre Hände liegen dabei auf dem Bauch.
- Spüren Sie der Atembewegung im Bauchraum nach und umhüllen Sie Ihr Baby liebevoll mit dem Atem; *mehrere Male wiederholen*
- Führen Sie Ihre Hände nun zur Taille unter den unteren Rippenrand.
- Lenken Sie bei der Einatmung Ihre Aufmerksamkeit auf eine seitliche Atembewegung unter Ihren Händen. So geben Sie dem Baby viel Raum; *mehrmals wiederholen*
- Schieben Sie die beiden aufeinander gelegten Hände auf Ihren unteren Rücken. Spüren Sie den Atembewegungen unter Ihren Händen nach.
- Setzen Sie sich bei der folgenden Atmung auf Ihre Hände. Lenken Sie die Einatmung in einem sanften Fluss rund um Ihr Baby bis zu den Sitzbeinhöckern.

Übung 3e Vor dem Einschlafen (im Bett: »Ruhe und Entspannung tun mir gut«)

- Legen Sie sich auf den Rücken (wenn Ihnen die Rückenlage noch angenehm ist), den Brustkorb leicht erhöht. Ihre Hände liegen zunächst mit gespreizten Fingern ohne Fingerspitzenkontakt auf dem Bauch beim Kind.
- Beschränken Sie sich darauf, langsam die Ausatemluft herausfließen und ganz von selbst die Einatmung strömen zu lassen. Lassen Sie den Atem einfach geschehen, ohne ihn zu stören. Ihr Atemrhythmus wird sich finden. (Ohne Willensanstrengung wird Ihre Atemfunktion ganz natürlich und richtig.); *mehrmals wiederholen*
- Drücken Sie jetzt den Punkt **Lu 2** (siehe Kasten »Bedeutung einzelner Druckpunkte«, S. 47) bei der Ausatmung und überlassen Sie sich Ihrer Traumwelt; *2-mal wiederholen* (Verengen Sie nicht den Hals wie beim Schlucken, sondern lassen Sie den Atem durch Nase, Luftröhre und Lunge zum Kind gleiten.)

Bedeutung einzelner Druckpunkte –
wie sie heißen, wo sie liegen, wie sie wirken

Bl 1 = »Glanz des Augapfels«, beidseitig der Nasenwurzel zwischen den Augen; hilft bei Kopfschmerzen und müden Augen
Bl 23 = »Beifallspunkt der Niere«, zwischen dem 2. und 3. Lendenwirbel, einen Finger rechts und links neben der Wirbelsäule; verbessert die Elastizität von Lendenwirbelsäule und beanspruchten Muskeln, wirkt so gegen Ischiasschmerz
Bl 25 = »Einflusspunkt des Dickdarmes«, zwischen dem 4. und 5. Lendenwirbel, einen Finger rechts und links neben der Wirbelsäule; fördert die Verdauung
Bl 67 = »Erreichung des Yin«, am Nagelrand der beiden Kleinzehen; hilft bei allgemeiner Schwäche, Ängstlichkeit, Rückenschmerzen, wirkt stimulierend auf die Gebärmutter (auch in der Geburtssituation)
Di 4 = »Talbegegnung«, auf dem Handrücken im Winkel zwischen Zeigefinger und Daumen; unterstützt den Geburtsverlauf sowie die Gebärmutterrückbildung
Di 20 = »Bewillkommnung des Duftes«, am Nasenflügelrand; unterstützt die Nasenatmung, wirkt gegen Nasenbluten und Schnupfen
Dü 10 = »Beifallspunkt der Schulterblattregion«; löst Verspannungen in diesem Bereich auf
Dü 11 = »Himmlische Ahnen«, im Bereich des Schulterblattes; lindert Schulterschmerzen, Verspannungen
GA 34 = »Hügel-Quelle«, 2 Finger unter dem Kneigelenk am äußeren Schienbeinrand; entstaut Leber und Galle, mildert Schmerzen im unteren Rücken
He 1 = »Höchste Quelle«, am vorderen Achselrand in Höhe der 3. Rippe; wirkt gegen Übelkeit
KG 4 = »Tor des Ursprunges«, im unteren Bereich zwischen Nabel und Schambeinknochen; hilft bei allgemeiner Erschöpfung und Schlaflosigkeit
KG 12 = »Wandlungsweg«, zwischen Nabel und Brustbeinspitzen genau in der Körpermitte; wirkt u. a. gegen Übelkeit und Erbrechen
Kr 3 = »Gewundener Teich«, in der Mitte der Ellenbogenfalte; unterstützt den Herz- und Kreislauf-Meridian
Kr 6 = »Innen-Grenze«, 3 Finger über der inneren Handgelenksfalte; beugt Übelkeit und Erbrechen vor, stützt den Kreislauf
Kr 9 = »Mittlerer Angriffspunkt«, an der Wurzel der Mittelfinger; stabilisiert den Kreislauf

Überblick

Le 3 = »Höchster Angriffspunkt«, auf dem Fußrücken zwischen der 1. und 2. Zehe; wirkt gegen Übelkeit und Brechreiz während der Geburt und bei Schmerzen und Schwäche der Gebärmutter in der Nachgeburtsphase
LG 4 = »Lebenstor«/»Tor der Vitalität«, wirkt psychisch und physisch vitalisierend, unterstützt bei Erschöpfung und Schmerzen in der Nierengegend
LG 20 = »Vorderer Hügel«, am höchsten Punkt des Scheitels; wirkt beruhigend
Lu 1 = »Mitte der Eingeweide«, im 2. Zwischenrippenraum auf der Mittellinie des Schlüsselbeines; befreit die Atemwege, unterstützt die Herz-Kreislauf-Funktionen, wirkt bis in den Bauchraum
Lu 2 = »Wolkentor«, im 1. Zwischenrippenraum auf der Mittellinie des Schlüsselbeines; beruhigt den Atem, hilft zu entspannen
Ma 3 = »Kieferknochen«, im Wangenknochenwinkel, direkt unter den Pupillen; entspannt die Gesichtsmuskulatur
Ma 25 = »Türangel des Himmels«, 2 Finger breit neben dem Nabel; reguliert die Verdauung, unterstützt die Nachgeburt
Ma 36 = »Drei Entfernungen«, 3 Finger unterhalb des Knies am äußeren Schienbeinrand; wirkt gegen Übelkeit, Müdigkeit und Antriebsschwäche, entkrampft die Beinmuskulatur
Ma 44 = »Innenhof«, zwischen der 2. und 3. Zehe; harmonisiert Magen und Darm
Mi 6 = »Treffpunkt der 3 Yin«, 4 Finger über dem inneren Fußknöchel am Schienbeinrand; wirkt stimulierend auf die Gebärmutter, hilft bei Wehenstillstand
Ni 1 = »Sprudelnde Quelle«, unter dem Großzehenballen auf der Fußsohlenmitte; beruhigt den Geist und tonisiert (kräftigt) die Nierenfunktion, pumpt mütterliche Energie in den ganzen Körper
Ni 3 = »Leucht-Meer«, in der Vertiefung zwischen Achillessehne und der Spitze des Fußknöchels; unterstützt den Geburtsverlauf
Ni 13 = »Punkt der Energie«, 3 Finger über dem Schambein, rechts und links 2 Finger neben der Bauchmittellinie; regeneriert die Unterleibsorgane und wirkt lokal Schmerzen entgegen, reguliert die Verdauung
Ni 16 = »Zustimmungspunkt der Lebenszentren«, um die Nabelgegend; regt die Nierenfunktion und Verdauung an
Ni 27 = »Werkstatt der Zustimmung«, am Gelenk von Schlüsselbein- und Brustbeinverbindung; hilfreicher Punkt bei Atembeschwerden und Stauungsgefühlen im Brustraum, v. a. bei Schlaflosigkeit

Übung 4 Ruhen und sich stärken

Kraft schöpfen für Mutter und Kind

Die folgende Selbstbehandlung in Rückenlage hat einen entlastenden Effekt für den unteren Rücken und hilft bei müden und schweren Beinen und Füßen. Der Blutrückfluss aus den Beinvenen wird verbessert, sodass Schwellungen und Stauungsgefühle sich auflösen können. Die Stimulierung des Nieren-Meridianes im Bauch- und Brustraum führt Sie zu Ihren Kraftreserven.

Vorbereitung der Übung

- Legen Sie sich auf eine weiche Unterlage (siehe Abb. 9). Bei Schmerzen im Kreuzbein erhöhen Sie das Becken durch einen Keil. Anstatt auf den Ball können Sie Ihre Beine auch auf ein Sofa oder einen Stuhl legen. Ihre Arme befinden sich zunächst neben dem Körper.

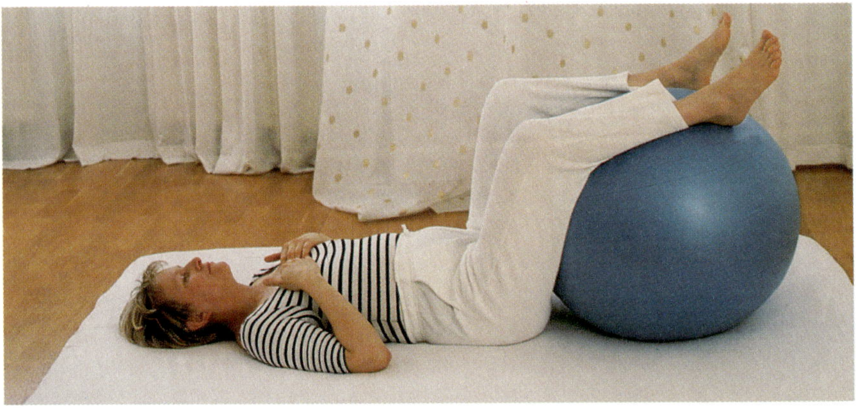

Abb. 9: Die ideale Ausgangslage für Übung 4, »Ruhen und sich stärken«

Achtung

Führen Sie diese Übung nicht mehr in Rückenlage aus, wenn Sie gegen Ende der Schwangerschaft in dieser Position zu Atemnot neigen (Vena-Cava-Syndrom). Sie können dann nach derselben Anleitung im Schneidersitz verfahren.

Beginnen Sie zunächst mit einigen lockernden Bewegungen:

- Heben und senken Sie abwechselnd die Unterschenkel vom Ball, strecken Sie also jeweils ein Bein aus, der andere Unterschenkel hält den Ball.
- Bringen Sie den Ball in Bewegung (vor und zurück kreisen lassen) und holen Sie ihn mit den Füßen in die Ausgangsposition zurück.
- Kreisen Sie mit den Füßen in beide Richtungen.
- Spreizen und krallen Sie die Zehen abwechselnd.
- Ballen Sie die Hände zur Faust und spreizen Sie anschließend die Finger auseinander.
- Üben Sie so lange, bis Hände, Beine und Füße gut durchblutet sind.

Überleitung zur eigentlichen Übung

Schließen Sie nach diesem aktiven Teil die Augen und atmen Sie ruhig zum Kind hin. Dies und das sanfte Ausstreichen des Bauchraumes führen zu wohltuender Entspannung.

- Streichen Sie liebevoll im Uhrzeigersinn den ganzen Bauchraum aus.
- Drücken Sie beim Ausatmen sanft den Punkt **Ni 13** (siehe Kasten »Bedeutung einzelner Druckpunkte«, S. 47); *3-mal wiederholen*
- Berühren Sie nun mit kleinen Streichelkreisen den Punkt **Ni 16**; *mehrere Male wiederholen*
- Üben Sie mit den Fingerspitzen Druck im Zwischenrippenraum rechts und links neben dem Brustbein aus.
- *Wiederholen Sie dies 3-mal* in Richtung Schlüsselbein, entsprechend dem Verlauf der Energiebahnen (»Werkstatt der Zustimmung«).
- Drücken Sie abschließend den Punkt **Ni 27**; *2-mal wiederholen*
- Ruhen Sie noch ein wenig nach und stehen Sie dann gestärkt über die Seite auf.

Praxistipp

Diese Behandlung eignet sich auch für kleine Erholungspausen, z. B. am Arbeitsplatz. Setzen Sie sich dazu bequem auf einen Stuhl ohne Armlehnen und lagern Sie die Füße hoch.

Übung 5 Den Energiefluss anregen

Die Ur-Essenz unterstützen

Die gesamte Muskulatur der Hüftumgebung und der Oberschenkel der Schwangeren wird durch maximales Abspreizen der Beine in der Geburtsphase sehr beansprucht. Mit dieser Übung unterstützen Sie die Dehnbarkeit der betroffenen Muskulatur und regen zugleich die Nierenenergie an. Die Zirkulation der Körperflüssigkeiten wird stimuliert, was sich besonders bei Frauen mit Neigung zu Wassereinlagerungen im Bindegewebe günstig auswirkt.

Nehmen Sie eine aufrecht sitzende Haltung am Boden ein, eventuell auf einem Sitzkissen. Unterlegen Sie bei Bedarf die angewinkelten Beine ebenfalls mit einem kleinen Kissen. Die Fußsohlen liegen aneinander.

▶ Wenn es Ihnen angenehmer ist, können Sie auch den Rücken zur Unterstützung an eine Wand lehnen.

- Beginnen Sie die Behandlung mit dem Aufwärmen Ihrer Hände. Reiben Sie sie so fest aneinander, bis sie gut durchblutet sind, und legen Sie sie anschließend wie kleine Schüsselchen über Ihre geschlossenen Augen.
- Atmen Sie in natürlichem Atemrhythmus »rund ums Baby«.
- Reiben und kneten Sie jeden Fuß für sich kräftig von den Zehen bis zur Ferse.
- Beachten Sie dabei besonders den Bereich unter dem Großzehenballen auf der Fußsohlenmitte. Wärmen Sie diese Zone mit Ihrem Handballen.
- Legen Sie anschließend beide bearbeiteten Fußsohlen wieder aneinander.
- Streichen Sie nun an den Beininnenseiten entlang vom Fußknöchel aufwärts bis zur Leiste, dabei beide Beine, besonders die Oberschenkel, leicht nach außen dehnen.
- Beginnen Sie nun mit der Drucktechnik VD (Vollhand-Druck) im Verlauf Fuß zur Leiste. Eine Hand (Mutterhand) ruht; die arbeitende Hand bewegt sich bei jedem Atemzug mit festem, rundem Griff ein Stück aufwärts an der Beininnenseite entlang (siehe Abb. 10).

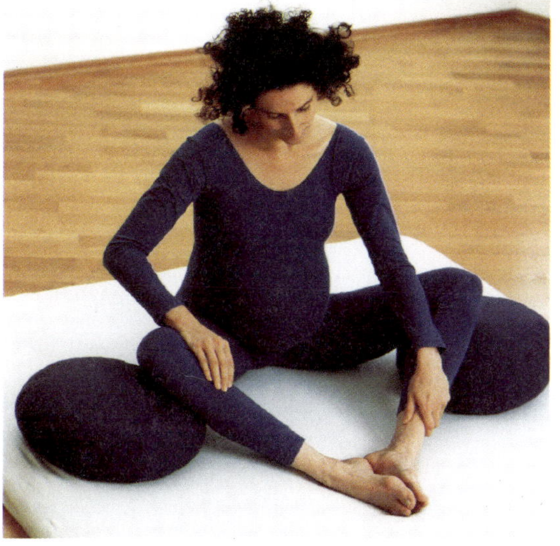

Abb. 10: Die ideale Sitzhaltung für Übung 5, »Den Energiefluss anregen«

- Arbeiten Sie nach dem VD an beiden Beinen nun mit dem Daumen-Druck (DD) an den Oberschenkelinnenseiten. Achten Sie darauf, den Daumen flach aufzusetzen, und lassen Sie ihn bei jedem Atemzug etwas in den Oberschenkel einsinken.

Praxistipp

Sollte die beschriebene Körperhaltung für Sie ungewohnt sein, strecken Sie die Beine zwischendurch aus und schütteln Sie sie ein wenig. Kreisen Sie mit den Füßen, bevor Sie wieder zur Ausgangsposition zurückkehren.

- Legen Sie Ihre warmen Hände rechts und links in den Lendenwirbelbereich auf den unteren Rücken (die Fingerspitzen berühren dabei die Wirbelsäule) und atmen Sie in den unteren Rücken zum Punkt **LG 4** (siehe Kasten »Bedeutung einzelner Druckpunkte«, S. 47).
- Streichen Sie mit beiden Händen großflächig aufwärts vom Schambein über den Bauch, von der Brust zum Schlüsselbein.
- Schließen Sie die Behandlung ab durch mehrmaliges spiralförmiges Ausstreichen des Bauches im Uhrzeigersinn.

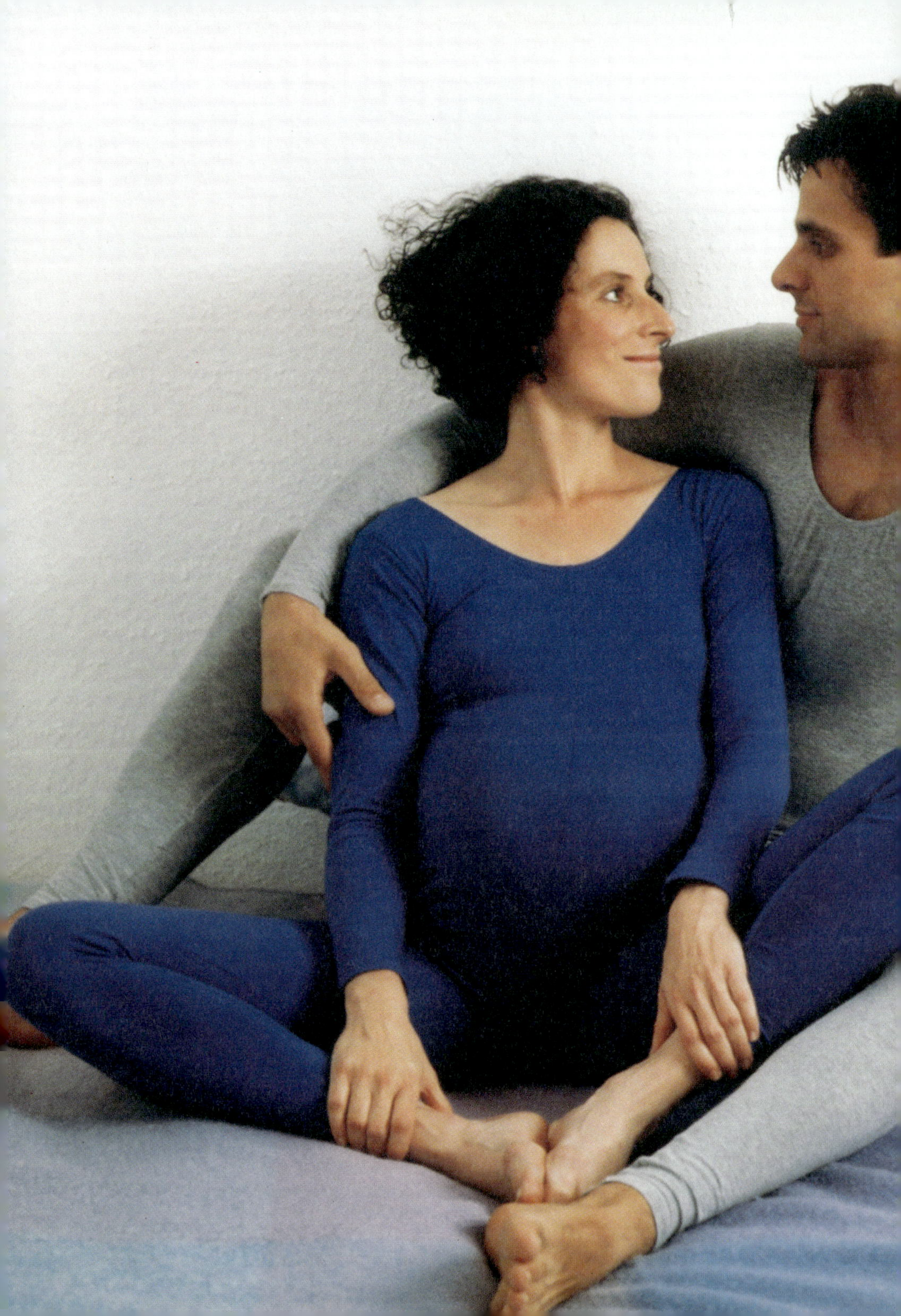

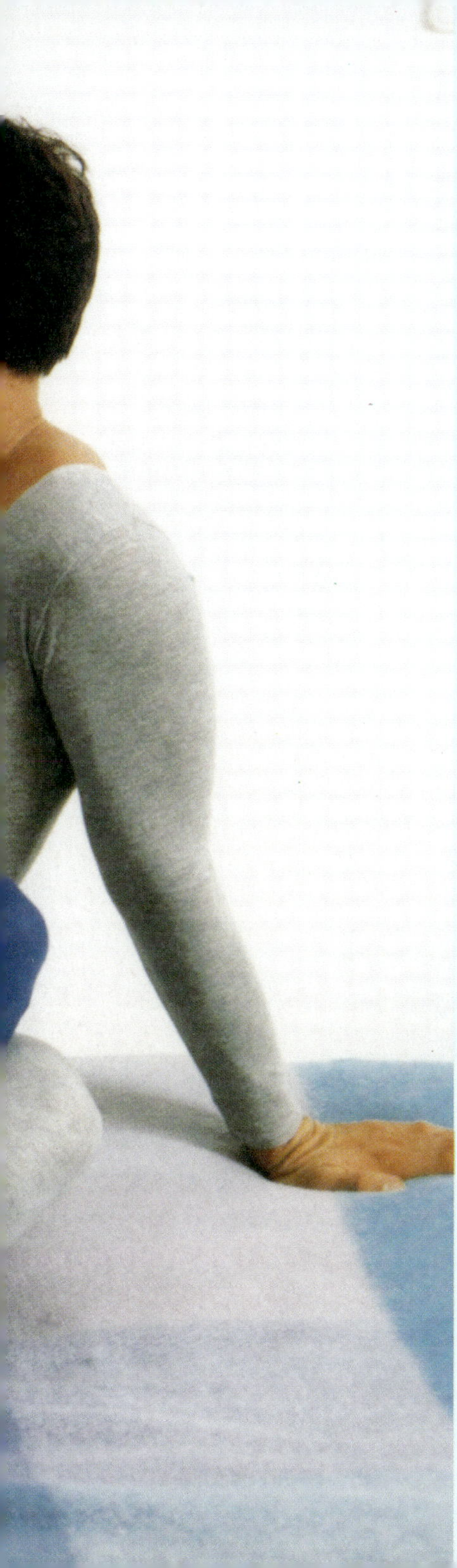

Die Paarbehandlung – Shiatsu zu zweit

Eine einfache gegenseitige Behandlungsfolge besteht aus 1–7 leicht nachvollziehbaren Arbeitsschritten. In diesem Kapitel erlernen Sie Techniken, die hauptsächlich der Erholung und Entspannung dienen und den gleichmäßigen Atemrhythmus fördern. Sofern keine gesundheitlichen Einschränkungen bestehen, können Sie alle Übungen während der gesamten Schwangerschaft durchführen. Die Behandlungen helfen Ihnen, die Zeit bis zur Ankunft Ihres Babys ausgeglichen und entspannt zu genießen, und sind zugleich eine optimale Vorbereitung auf die Geburtssituation.

Shiatsu – Verwöhnung nach Maß

Praktizieren Sie Shiatsu, sooft Sie Lust und Gelegenheit haben. Hier gibt es kein Zuviel oder Zuwenig – Ihre persönlichen Bedürfnisse allein sind entscheidend. Im Übrigen ist einmal wöchentlich ein guter Behandlungsrhythmus, aber auch größere Abstände zwischen einzelnen Shiatsu-Anwendungen sind nicht erfolglos, sondern wirken ebenfalls unterstützend. Noch in der Geburtssituation profitieren Sie davon, denn Ihr Körper hat gelernt, auf das Signal des bekannten Druckes mit Entspannung zu reagieren. Auch der Partner kann die wohltuende und entspannende Wirkung an sich selbst erleben. Hilfreich ist es häufig, sich eine **regelmäßige** Shiatsu-Stunde einzuräumen.

▶ Eine Behandlung ist prinzipiell während der gesamten Schwangerschaft möglich und sinnvoll. Natürlich bilden auch eine Schwangere und ihre Freundin oder zwei Schwangere, die sich gegenseitig behandeln, ein Paar.

Im folgenden Text wird zunächst der Partner der Schwangeren direkt angesprochen. Da sich jedoch beide abwechselnd Shiatsu geben, gilt für die Partnerin dasselbe.

Praxistipp

- Achten Sie als Schwangere immer darauf, nur Bewegungen auszuführen, die für Sie leicht und ohne Mühe nachvollziehbar sind. Sobald Sie Anstrengung verspüren oder sich verspannen, lassen Sie den entsprechenden Behandlungsschritt einfach aus und gehen Sie zum nächsten über.
- Im späteren Verlauf der Schwangerschaft ist es sinnvoll, kein Ganzkörper-Shiatsu mehr zu **geben.** Gönnen Sie Ihrem Partner dann wohltuende Kopf-, Hand- oder Fußbehandlungen.

Shiatsu-Behandlung in 1–7 Schritten

Bevor Sie mit der Behandlung beginnen, lesen Sie am besten die Anleitung einmal ganz durch. Wählen Sie anschließend eine entspannte Haltung, zunächst im Sitzen, dann in Seitenlage. Kopf und Knie Ihrer Partnerin können Sie bei Bedarf mit einem Kissen unterstützen.

Schritt 1 Einstimmen – den Atemrhythmus finden

- Beginnen Sie in sitzender Position.
- Knien Sie sich hinter Ihre Partnerin und legen Sie beide Hände auf ihre Schultern.
- Atmen Sie ruhig in Ihren Bauch und ermutigen Sie auch Ihre Partnerin zu einer gleichmäßigen Bauchatmung.
- Vermeiden Sie jede Anstrengung und versuchen Sie, störende Gedanken an sich vorbeiziehen zu lassen.
- Atmen Sie miteinander und selbstverständlich.
- Lockern Sie mit sanftem Handballendruck die Schulterpartie Ihrer Partnerin; *mehrmals wiederholen*

Schritt 2 Vollhand-Druck (VD) neben der Wirbelsäule geben

- Schieben Sie sich nun etwas seitlich hinter den Rücken Ihrer Partnerin. Ihre eigene Haltung wird stabiler, wenn Sie ein Bein aufstellen. Das kniende Bein stützt den Rücken der Partnerin, deren Kopf an Ihrer Brust lehnen kann (siehe Abb. 11).
- Streichen Sie großflächig den Rücken von oben nach unten ab.
- Eine Hand stützt das Schultergelenk, mit der anderen Hand geben Sie Vollhand-Druck (VD) über den Handballen, neben der Wirbelsäule von oben nach unten bis zum Kreuzbein; *1- bis 3-mal wiederholen*

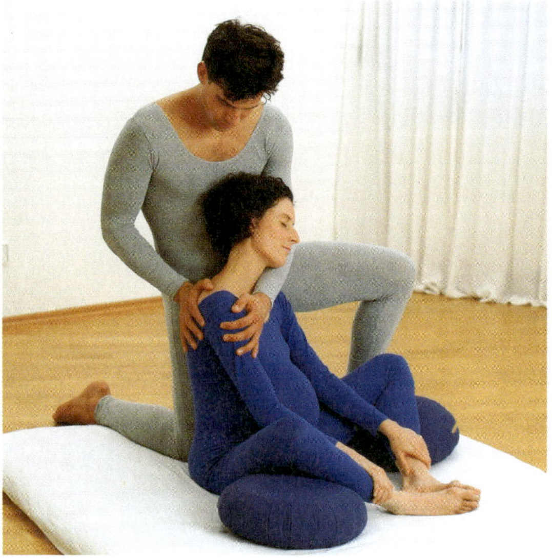

Abb. 11: Die ideale Haltung für den Vollhand-Druck (VD) entlang der Wirbelsäule

Schritt 3 Die Schulterblätter lockern – »die Flügel säubern«

- Kehren Sie zur Ausgangsposition zurück. Eine Hand stützt das Schultergelenk Ihrer Partnerin, die andere liegt auf dem Schulterblatt.
- Führen Sie mit beiden Händen eine langsame kreisende Bewegung der Schulter durch.
- Legen Sie anschließend die Fingerspitzen an den Schulterblattrand und schieben Sie diese bei der Ausatmung leicht unter den Knochenrand (siehe Abb. 12); *1- bis 3-mal wiederholen*

Wechseln Sie jetzt auf die andere Rückenseite und führen Sie Schritt 2 und 3 erneut durch.

Anschließend kann die Partnerin zur Seitenlage wechseln. Verwenden Sie dabei ein Kopfkissen, damit die Wirbelsäule gerade liegt. Auch das oben liegende, angewinkelte Bein sollte mit einer Rolle oder Decke unterstützt werden, um großzügig Raum für das Baby zu schaffen. Angenehm ist zusätzlich ein Kissen unter dem oberen Arm (siehe Abb. 13).

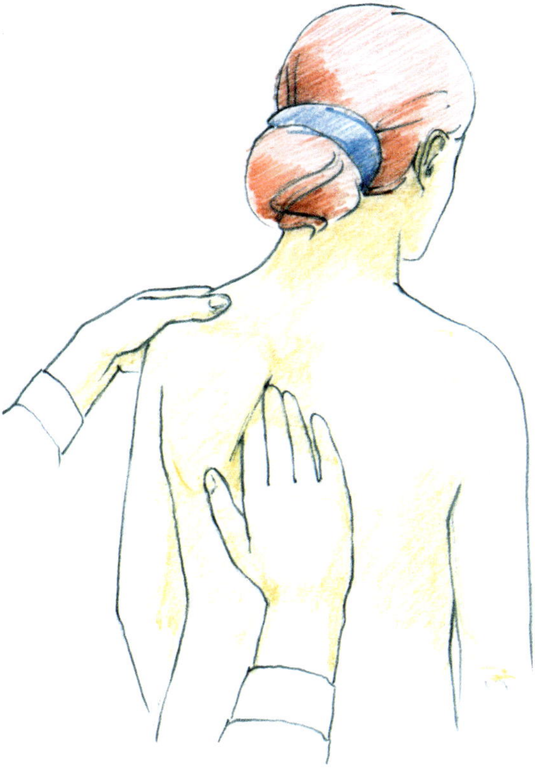

Abb. 12: Die Fingerspitzen leicht unter das Schulterblatt schieben

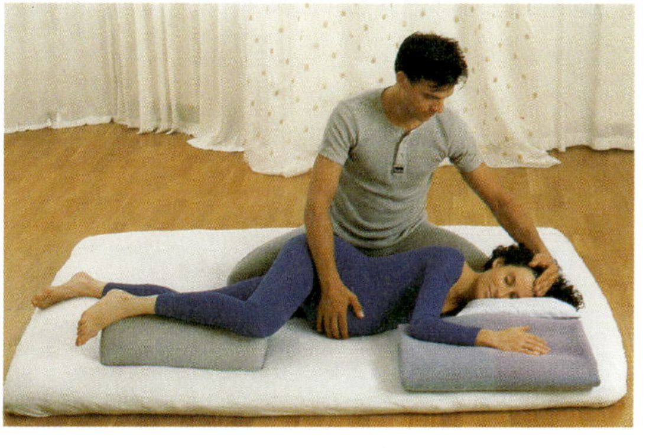

Abb. 13: Der Wechsel in die ganz entspannte Seitenlage

Schritt 4 Zum Kind atmen und die Energiebahnen ausstreichen

- Legen Sie Ihre Hand auf den Bauch Ihrer Partnerin und atmen Sie gemeinsam in den Bauch hinein.
- Ihre Partnerin leitet nun den Atem zum Kind – es wird die Geborgenheit und Wärme Ihrer Hand spüren. (Lassen Sie sich Zeit für diesen Augenblick.)
- Streichen Sie anschließend Kopf, Rücken und die Beinrückseite des angewinkelten Beines Ihrer Partnerin von oben nach unten mehrmals aus. Sie können dies mit einer oder mit beiden Händen gleichzeitig tun.
- Am gestreckten unteren Bein streichen Sie vom Fuß aufwärts, an der Beininnenseite entlang; *1- bis 3-mal wiederholen*

▶ Auch in der Geburtssituation wird diese Entspannungshaltung als sehr unterstützend erlebt. Der Partner lernt, die Atembewegungen zu spüren.

Schritt 5 Vollhand-Druck (VD) auf Rücken und Beine geben

- Führen Sie nochmals in seitlicher Position, also parallel zum Rücken der Partnerin, den Vollhand-Druck (wie zuvor im Sitzen, Schritt 2) durch.
- Beginnen Sie zwischen Schulterblatt und Wirbelsäule und versetzen Sie die Hand dem Atemrhythmus der Partnerin folgend bis zum Kreuzbein.
- Lockern Sie nun mit beiden Händen die Gesäßmuskulatur.
- Fahren Sie mit VD an der Beinrückseite des oberen Beines fort, vom Gesäß zum Fuß (siehe Abb. 14).
- Geben Sie VD am unteren (gestreckten) Bein vom Fuß aufwärts; *1- bis 3-mal wiederholen*

▶ Werfen Sie zwischendurch einen Blick in das Gesicht Ihrer Partnerin. Das bestätigt Ihnen die Entspannung und macht Sie sicher in der Wahl der Druckstärke.

- Nachdem sich Ihre Partnerin gedreht hat, beginnen Sie auf dieser Seite mit Schritt 4 und 5.

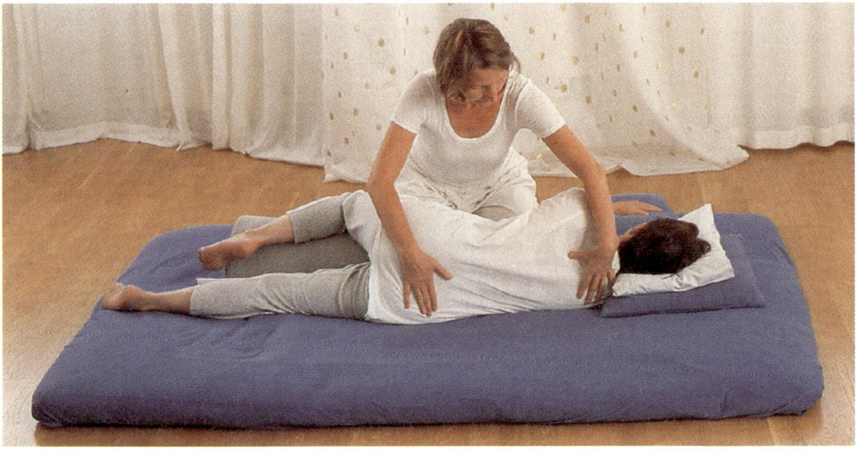

Abb. 14: So geben Sie Vollhand-Druck (VD) auf Rücken und Beine in bequemer Seitenlage

- Nehmen Sie zum Abschluss die Füße Ihrer Partnerin in beide Hände und reiben und wärmen Sie sie noch ein wenig.
- Vielleicht möchten Sie zum Ende der Behandlung noch ein wenig unter einer Decke nachruhen. Bleiben Sie bei Ihrer Partnerin und erkundigen Sie sich, wie sie sich fühlt und wie sie die Anwendungen erlebt hat.

Wechseln Sie nun die Rollen. Wer Shiatsu gegeben hat, darf sich nun behandeln lassen.

Der Daumen-Druck

Fühlen Sie sich in der zuvor beschriebenen Form Shiatsu zu geben (und anzunehmen) bereits sicher? Dann können Sie zur Ergänzung mit dem Daumen-Druck (DD) entlang der Wirbelsäule arbeiten.

- Dazu setzen Sie im Anschluss an den Vollhand-Druck (VD) in der Seitenlage (Schritt 5) mit dem Daumen eine Punktlinie einen Finger breit entlang der Wirbelsäule (wieder von oben beginnend nach unten).
- Sie stimulieren in diesem Bereich wichtige Druckpunkte (»Zustimmungspunkte«) des Blasen-Meridianes (siehe Abb. 15 und 16), die mit

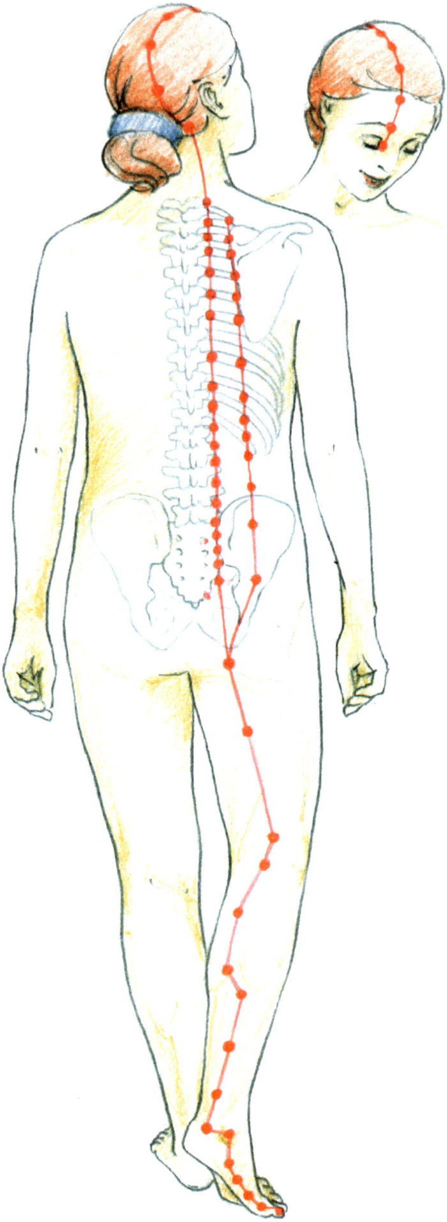

Abb. 15: Alle wichtigen Druckpunkte (»Zustimmungspunkte«) des Blasen-Meridianes

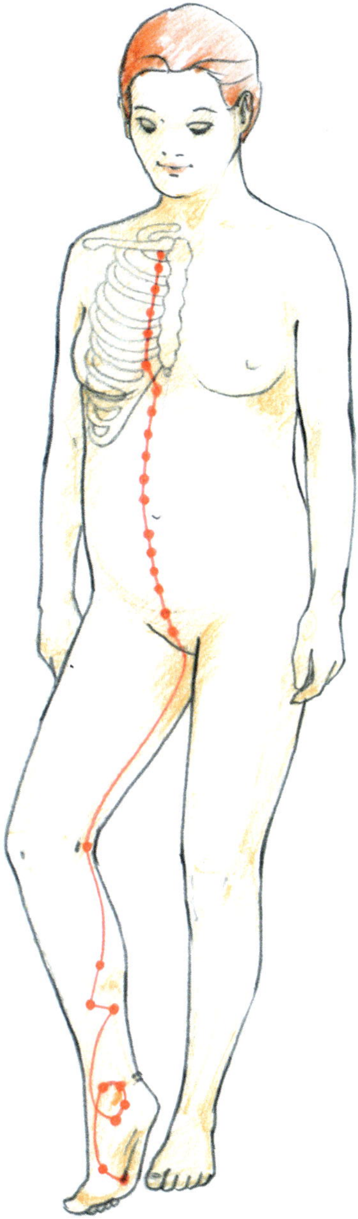

Abb. 16: Alle wichtigen Druckpunkte (»Zustimmungspunkte«) des Nieren-Meridianes

sämtlichen Energielinien korrespondieren und alle Organfunktionen des Körpers anregen. Im Bereich der Schulterblätter kann ein gut spürbarer Daumen-Druck als angenehm erlebt werden, doch unterhalb der Rippenbögen, also in der sensibleren Nierenregion, sollten Sie nur sehr sanft und einfühlsam DD ausüben.

▶ Im Bereich des Kreuzbeines wird während der gesamten Schwangerschaft generell kein Daumen-Druck ausgeübt. Diese Punkte sind der Geburtssituation vorbehalten, da sie die Wehentätigkeit unterstützen können.

Schritt 6 Daumen-Druck (DD) entlang der Wirbelsäule geben

- Setzen Sie Ihren Daumen flach neben der Wirbelsäule Ihrer Partnerin auf, in Höhe zwischen dem 2. und 3. Brustwirbel und einen Finger breit neben der Wirbelsäule.
- Warten Sie auf die Ausatmung Ihrer Partnerin und geben Sie gleichzeitig leicht zunehmenden Druck. Drücken Sie senkrecht ohne starke Muskelanspannung, lassen Sie die Daumenkuppe einfach einsinken.
- Bleiben Sie so lange in dieser Haltung, bis Ihre Partnerin mit der Einatmung beginnt, und lösen Sie dann den Druck.
- Vergewissern Sie sich bitte, dass die Druckstärke als angenehm empfunden wird.
- Versetzen Sie nun Ihren Daumen mit jedem weiteren Atemzug um jeweils eine Daumenbreite den Rücken abwärts und drücken Sie immer in der Ausatmung Ihrer Partnerin (langsam drücken und langsam loslassen).
- Geben Sie mit dem Daumen eine zweite Punktreihe in den Zwischenrippenraum von der Schulterblattspitze bis zur Taille hinunter; *1- bis 3-mal wiederholen*

Schritt 7 Punktuellen Druck (DD) an den Beinen ausüben

- Folgen Sie nun mit Ihrem Daumen-Druck dem Verlauf des Blasen-Meridianes am angewinkelten oberen Bein und dem des Nieren-Meridianes am gestreckten unteren Bein.

Übersicht: Schritt 1–7

Arbeitsschritt	Position der annehmenden Person	Position der gebenden Person	Durchführung	Häufigkeit/ Dauer
1	kniet oder sitzt	kniet hinter dem Rücken	– Atemrhythmus finden – Schulterpartie lockern	mehrmals
2	kniet oder sitzt	kniet seitlich hinter dem Rücken	– den Rücken ausstreichen – VD neben der Wirbelsäule geben	je 1–3 ×
3	kniet oder sitzt	kniet hinter dem Rücken	– das Schultergelenk lockern, kreisen lassen – das Schulterblatt lockern, – »die Flügel säubern	je 1–3 ×
4	Seitenlage, Kopf, Arme und Knie unterlegt	kniet oder sitzt hinter dem Rücken	– Atem zum Kind lenken – Kopf, Rücken und Beine ausstreichen	je 1–3 ×
5	Seitenlage, Kopf, Arme und Knie unterlegt	in seitlicher Position, parallel zum Rücken	– VD neben der Wirbelsäule geben – Gesäßmuskulatur lockern – VD an den Beinen geben	je 1–3 ×
Seitenwechsel: Schritt 4 und 5 auf der anderen Rückenseite durchführen, anschließend die Füße durch Reiben wärmen. **Ergänzung durch den Daumen-Druck (DD).**				
6	Seitenlage, Kopf, Arme und Knie unterlegt	kniet oder sitzt hinter dem Rücken	– DD neben der Wirbelsäule geben, jedoch kein DD im Kreuzbeinbereich! – DD im Zwischenrippenraum ab Schulterblatt geben	je 1–3 ×
7	Seitenlage, Kopf, Arme und Knie unterlegt	kniet in Beinhöhe	– DD auf der Beinrückseite des angewinkelten oberen Beines (Blasen-Meridian) geben – DD auf dem Oberschenkel des gestreckten unteren Beines (Nieren-Meridian) geben	je 1–3 ×
Den Daumen-Druck auch auf beiden Körperseiten durchführen				

- Verändern Sie Ihre eigene Position so, dass Sie bequem die Beine der Partnerin erreichen können.

▶ Bei Krampfadern darf kein punktueller Druck (DD) auf die Beine ausgeübt werden.

- Folgen Sie der Punktreihe auf der Beinrückseite des angewinkelten oberen Beines mit gleichmäßigem, sanftem Druck von oben nach unten und sparen Sie dabei die empfindliche Zone der Kniekehle aus.

- Beginnen Sie nun am gestreckten unteren Bein mit der Punktfolge ab dem Kniegelenk aufwärts.
- Wenden Sie den Daumen-Druck am Rücken und an den Beinen, anschließend auch auf der anderen Körperseite Ihrer Partnerin an, da die Energiebahnen immer auf beiden Seiten verlaufen.
- Zum Ende Ihrer Shiatsu-Behandlung kann wieder das Wärmen und Reiben der Füße erfolgen.

▶ Schenken Sie sich im Anschluss an das gegenseitige Shiatsu-Geben noch ein wenig Zeit, um sich aneinander und auf das erwartete Baby zu freuen.

Ergänzende Schritte

Die im Folgenden beschriebenen Behandlungen von Kopf/Gesicht, Händen und Füßen sind ebenfalls zusätzlich (nach Schritt 7) denkbar. Genauso gut können Sie sich auch jedem Körperteil extra widmen – entsprechend Ihren persönlichen Wünschen und der Ihnen zur Verfügung stehenden Zeit.

Um bei fortgeschrittener Schwangerschaft jede Überanstrengung zu vermeiden, ist es für die Schwangere dann ohnehin ratsam, nur noch diese Form von Shiatsu anzuwenden.

▶ Die Kopf-/Gesichtsbehandlung bietet eine wunderbare Möglichkeit für ein kurzes Erfrischungs-Shiatsu.

Shiatsu für Kopf und Gesicht – bis in die Haarspitzen entspannen

Der sicher gehaltene Kopf, das Dehnen des Nackens sowie die sanften Druck- und Streichbewegungen führen zu einer raschen Lockerung der Gesichtsmuskulatur. Ein entspanntes Gesicht ist nicht nur schöner, sondern auch eine Voraussetzung für eine harmonischere Gesamtverfassung.

Einige der verwendeten Druckpunkte dienen zur Entlastung müder Augen, andere unterstützen die Nasenschleimhäute und damit eine ungestörte Atmung. Auch Kopfschmerzen lassen sich so wirkungsvoll beeinflussen.

Vorbereitung

Ideale Ausgangslage ist die Rückenlage. Viele Schwangere fühlen sich flach liegend nicht mehr so wohl. Lagern Sie deshalb den Oberkörper etwas höher und unterstützen Sie die Beine in den Kniekehlen, z. B. mit einer Decke. Die behandelnde Person sitzt oder kniet am Kopfende.

Den Nacken dehnen

- Nehmen Sie den Kopf in beide Hände und halten Sie ihn ruhig und sicher. Ermutigen Sie Ihre Partnerin, ihn ganz auf Ihren Händen abzulegen.
- Führen Sie den Kopf (Kinn zur Brust) in einer langsamen Bewegung nach oben. Gehen Sie dabei nur so weit, wie es als angenehm empfunden wird. Halten Sie diese Nackendehnung ein wenig, bevor Sie den Kopf wieder auf die Unterlage sinken lassen (siehe Abb. 17).

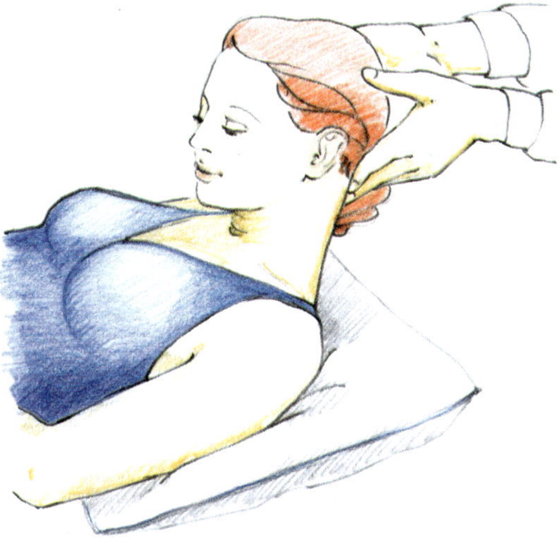

Abb. 17: So halten und dehnen Sie den Nacken

- Bewegen Sie den Kopf zur rechten Seite, das Kinn zeigt jetzt zur Schulter. Nehmen Sie eine Hand unter dem Kopf hervor und legen Sie diese auf das linke Schultergelenk.
- Schieben Sie die Schulter mit sanftem Druck nach unten (in Richtung der Füße).
- Drehen Sie nun den Kopf behutsam zur linken Seite, dies mit gleichzeitigem Dehnungsdruck der rechten Schulter.
- Wiederholen Sie die Kopf-Nacken-Dehnung (mit dem Kinn zur Brust) und halten Sie anschließend den Kopf noch für eine Weile in Ihren Händen.

Die Anspannung aus dem Gesicht streichen

- Ihre beiden Hände umschließen den Oberkopf, sodass die Daumen auf der Stirn liegen (siehe Abb. 18).

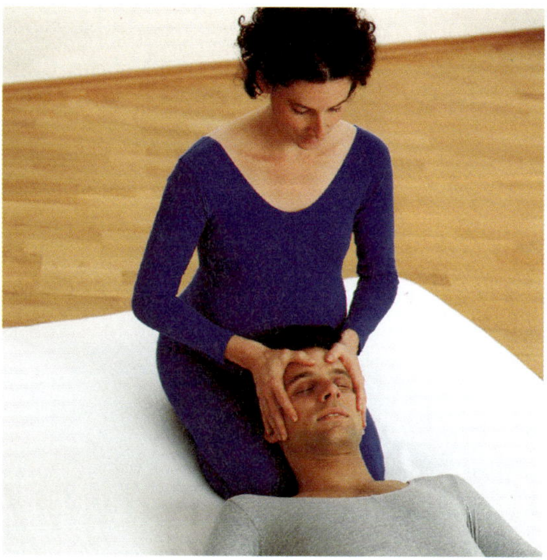

Abb. 18: Die richtige Ausgangslage für ein Gesichts-Shiatsu

- Streichen Sie mit den Daumen in mehreren Bahnen über die Stirn zu den Schläfen hin. Glätten Sie die Denkfalten einfach weg (siehe Abb. 19, S. 67).

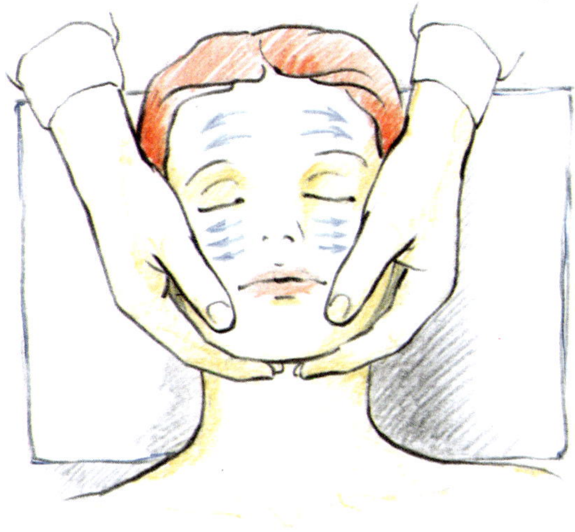

Abb. 19: Die Anspannung aus dem Gesicht streichen

- Nehmen Sie nun die Fingerspitzen zu Hilfe und ziehen Sie sanfte Bahnen am oberen und unteren Augenhöhlenrand sowie entlang der Wangenknochen.
- Streichen Sie mit den Fingern von Mund und Nase ausgehend über die Wangen bis zu den Schläfen. (Das lockert die Kiefermuskulatur.)
- Zupfen Sie zum Abschluss mit Zeigefingern und Daumen den Unterkieferrand vom Kinn bis zu den Ohren.

Die Kopfpunkte drücken

- Beginnen Sie wie oben, die Hände liegen auf dem Oberkopf, die Daumen auf der Stirn. Setzen Sie mit beiden Daumen eine Punktreihe über die Stirn (siehe Abb. 20), den Oberkopf bis zum Hinterkopf.
- Beobachten Sie das Gesicht Ihrer Partnerin genau und regulieren Sie entsprechend die Druckstärke der Daumen; *1- bis 3-mal wiederholen.*
- Drücken Sie nun mit dem Zeigefinger den Punkt **Bl 1** (siehe Kasten »Bedeutung einzelner Druckpunkte«, S. 46). Die Druckrichtung geht zur Nasenwurzel. Achten Sie darauf, nicht versehentlich ins Auge zu fassen.

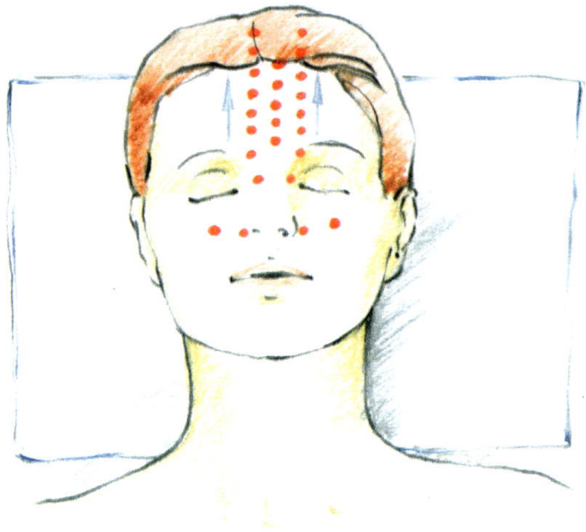

Abb. 20: Die Lage der Druckpunkte beim Shiatsu für Kopf/Gesicht

- Pressen Sie jetzt mit dem Zeigefinger den Nasenflügelrand **(Di 20)**. (Das befreit die Nasenatmung.)
- Im Wangenknochenwinkel direkt unter den Pupillen liegt ein weiterer ausgezeichneter Druckpunkt **(Ma 3)** für Nase und Nebenhöhlen. Setzen Sie auch hier an.
- Legen Sie dann beide Handballen auf die Schläfen und drücken Sie mehrmals bei der Ausatmung.
- Zum Schluss legen Sie Ihre warmen Handflächen wie Schälchen über die Augen. Achten Sie darauf, mit Ihren Daumen nicht die Nasenatmung zu behindern.
- Signalisieren Sie das Ende dieser Anwendung durch liebevolles Ausstreichen der Haare von der Wurzel bis zur Spitze.

Shiatsu für die Hand – über die Hände den Kreislauf anregen

Manchmal bedarf es etwas Geduld, bis es gelingt, die sonst tätigen Hände einer passiven Bewegung zu überlassen. Doch gerade dieses Loslassen führt bei der Behandlung der Hände in einen sehr wohltuenden Entspannungszustand. Etwa die Hälfte aller Energiebahnen beginnt oder endet

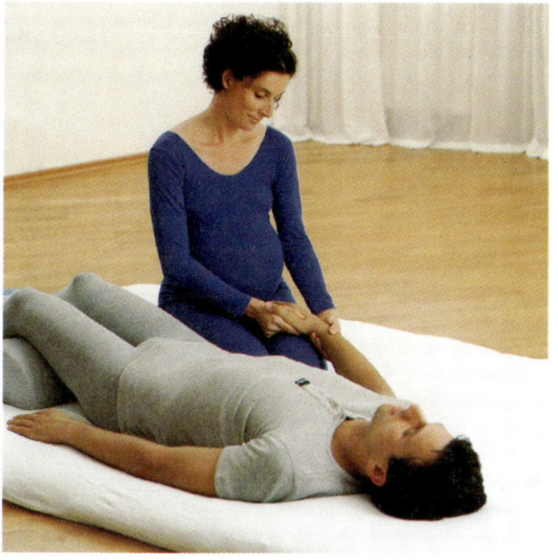

Abb. 21: Die ideale Position für ein Hand-Shiatsu

an den Fingerspitzen. Besonders günstig ist auch die Verbindung zu Herz und Kreislauf. Durchblutung und Wärmehaushalt werden angeregt und Stoffwechselvorgänge aktiviert.

▶ Die Handmassage ist eine bewährte Möglichkeit, Nervosität vorzubeugen und Ruhe und Entspannung zu erzeugen.

Vorbereitung

Setzen oder knien Sie sich an die Seite Ihrer Partnerin. Platzieren Sie sich dabei nach Möglichkeit so, dass Sie ihr ins Gesicht sehen, um eventuelle Reaktionen sofort erkennen zu können (siehe Abb. 21).

Die Gelenke bewegen

- Umfassen Sie mit einer Hand das Handgelenk Ihrer Partnerin, mit der anderen die Hand selbst. Führen Sie behutsam Rotationen des Handgelenkes in beide Richtungen durch (siehe Abb. 22).
- Bewegen Sie Ihren eigenen Körper dabei mit. So verhindern Sie zu schnelle Rotationen. (Es soll nicht »gerührt«, sondern sanft geführt werden.)

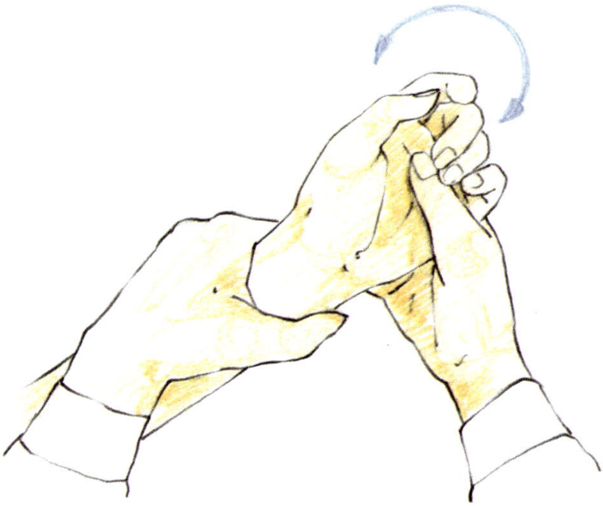

Abb. 22: So drehen Sie das Handgelenk in beide Richtungen

- Bewegen Sie nun jeden Finger einzeln in seinen Gelenken. Dabei ist es wichtig, dem Grundgelenk des Fingers jeweils mit dem Daumen Halt zu geben (siehe Abb. 23).

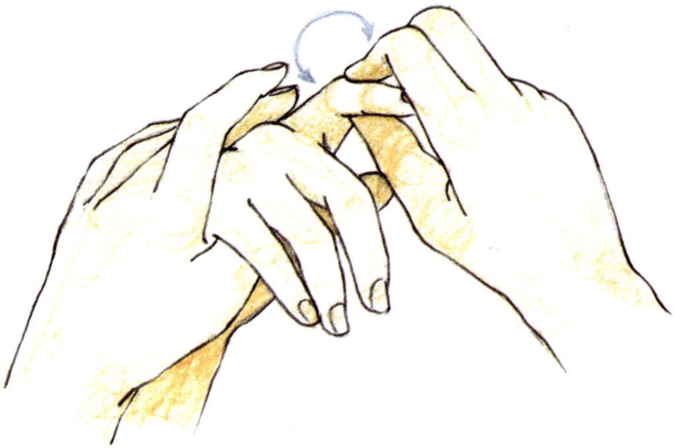

Abb. 23: So stützen Sie das Grundgelenk des Fingers

- Abschließend fassen Sie mit beiden Händen das Handgelenk und schütteln die Hand lockernd aus.
- Führen Sie nun dasselbe an der anderen Hand durch.

Mit Druck und Dehnung arbeiten

- Beginnen Sie mit der Aufdehnung der Handfläche und arbeiten Sie mit Daumen-Druck die ganze Handfläche durch (siehe Abb. 24).

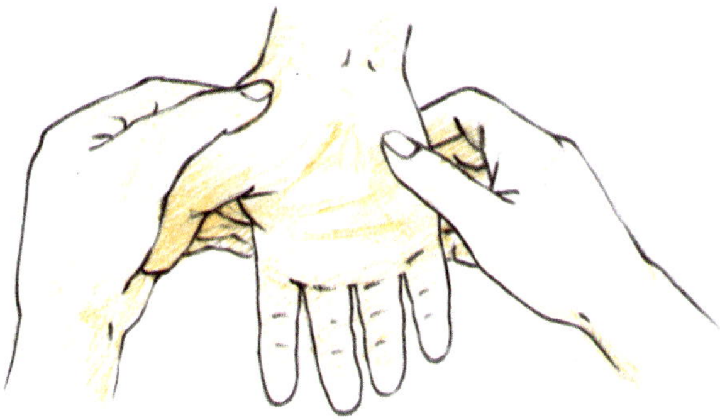

Abb. 24: Daumen-Druck (DD) über die ganze Handfläche geben

- Geben Sie Daumen-Druck auf dem Handrücken entlang der Mittelhandknochen.
- Widmen Sie sich nun wieder jedem Finger einzeln. Halten Sie ihn am Grundgelenk und drücken Sie mit Daumen und Zeigefinger von der Wurzel bis zur Spitze; 2-mal oben und unten drücken, 2-mal den Finger seitlich fassen und Druck ausüben (siehe Abb. 25 und 26).
- Setzen Sie anschließend zur Belebung auf jeden Finger ein »Lichtchen« (mit Daumen und Zeigefinger in die Fingerkuppen zwicken).
- Legen Sie die behandelte Hand behutsam ab und wechseln Sie für die zweite Hand auf die andere Körperseite.

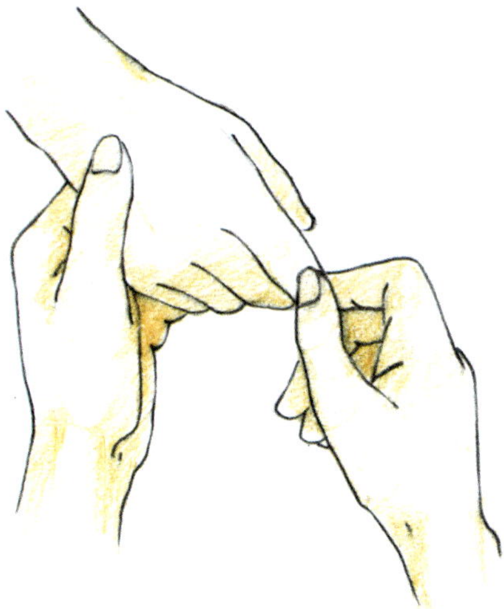

Abb. 25: Daumen-Druck (DD) von oben und unten von der Fingerwurzel bis zur Spitze

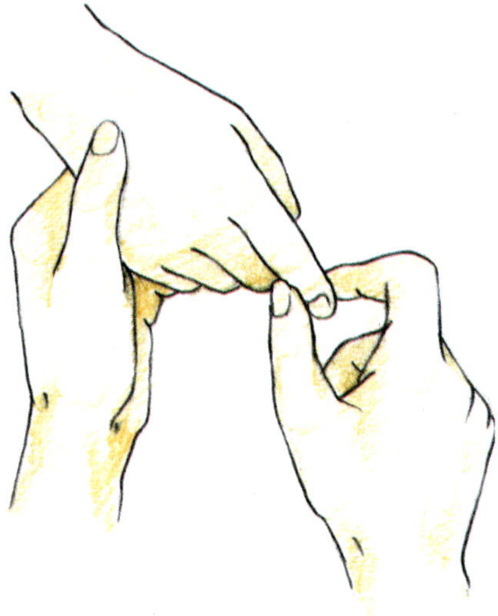

Abb. 26: Daumen-Druck (DD) seitlich von der Fingerwurzel bis zur Spitze

Shiatsu für den Fuß – bis zu den Zehen mit Energie beleben

Die Behandlung zahlreicher Anfangs- und Endpunkte der Energiebahnen bildet die Grundlage für Shiatsu am Fuß. In den Füßen sind die sensitiven Nervenenden der wichtigsten Organe angesiedelt. So dienen die Anwendungen allgemein der Gesundheit und der Aktivierung der Energie. Befreit aus dem Schuhkorsett, beschert dies nicht nur den Füßen einen belebenden Effekt.

• Vorbereitung

Nehmen Sie zu Füßen Ihrer Partnerin Platz. Sie kann dabei liegen, an einem Polster lehnen oder auch auf einem Stuhl sitzen. Bereiten Sie gegebenenfalls kalte Füße durch Reiben und Wärmen für die Anwendung vor. (Denken Sie an den Tipp mit der Wärmflasche unter dem Stichwort »Der Behandlungsplatz«, S. 26.) Achten Sie darauf, dass Sie beide es bequem haben.

Den Fuß wiegen und dehnen

- Legen Sie die Fußsohle Ihrer Partnerin auf Ihren Bauch und halten Sie den Fuß umschlossen.
- Führen Sie nun langsam kreisende Bewegungen mit dem Oberkörper durch (siehe Abb. 27). (Das entspannt und zentriert.)

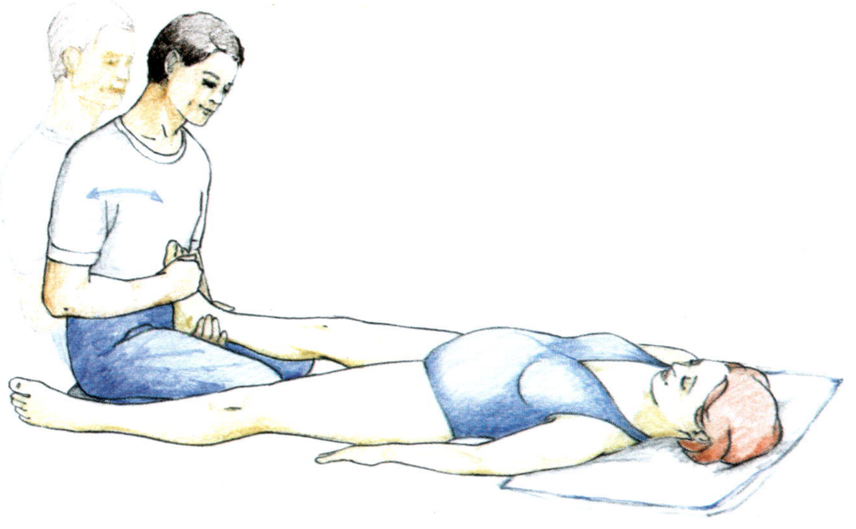

Abb. 27: So lassen Sie den Fuß des Partners durch Ihre Bewegung mitkreisen

- Setzen Sie sich jetzt etwas seitlich und legen Sie sich den Fuß am Gelenk über Ihren Oberschenkel.
- Stützen Sie das Fußgelenk und führen Sie eine rotierende Bewegung des Fußes in beide Richtungen durch; dies sollte langsam und sorgfältig geschehen.
- Dehnen Sie den Fuß mit den Zehenspitzen vor und zurück (siehe Abb. 28).
- Streichen Sie mit der Faust die Fußsohle aus.
- Konzentrieren Sie sich jetzt auf die Zehen, indem Sie jede einzelne kreisförmig in beide Richtungen bewegen. Dabei ist es wichtig, das jeweilige Grundgelenk mit Daumen und Zeigefinger zu fixieren (siehe Abb. 29).

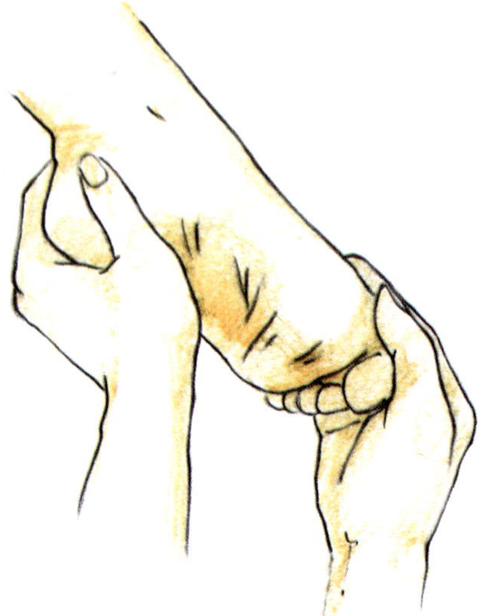

Abb. 28: Den Fuß dehnen

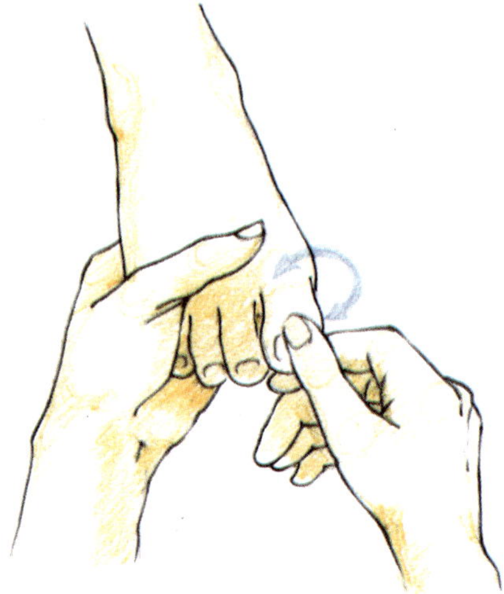

Abb. 29: Die Zehen kreisen lassen

Die Fußpunkte drücken

- Bearbeiten Sie Ferse und Fußkanten mit spürbarem Daumen-Druck, bevor Sie zur Fußsohle übergehen.
- Am Fußrücken befinden sich die Punkte in der weichen Furche zwischen den Mittelfußknochen (siehe Abb. 30). Setzen Sie den Druck entsprechend an.
- Drücken Sie die Zehen unter leichtem Zug seitlich und von oben und unten mit Daumen und Zeigefinger. Die andere Hand hält dabei den Fuß und stützt das Zehengrundgelenk.
- Setzen Sie zum Abschluss ein »Lichtchen« auf die Zehenspitzen (siehe Abb. 31), so wie Sie es bereits von »Shiatsu für die Hand« (siehe S. 71) kennen.
- Schütteln Sie nun den Fuß aus, decken Sie ihn zu und verfahren Sie in gleicher Reihenfolge mit dem zweiten Fuß.

▶ Kopf-, Hand- und Fuß-Shiatsu können von der Schwangeren problemlos bis zur Entbindung durchgeführt werden.

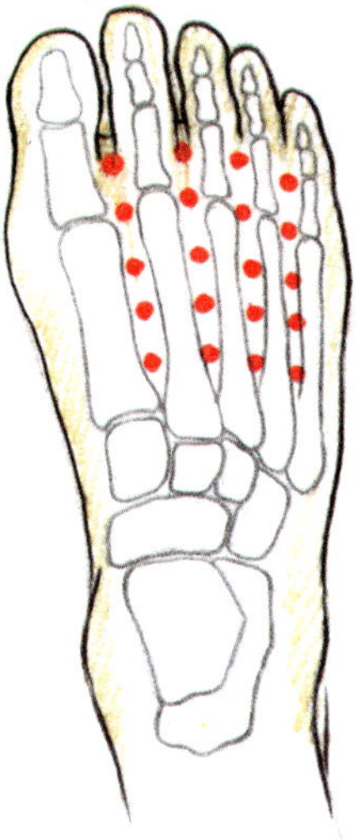

Abb. 30: Die Druckpunkte für Daumen-Druck auf dem Fußrücken

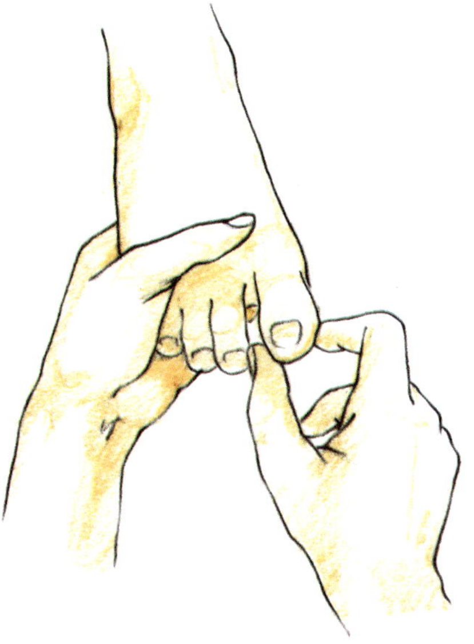

Abb. 31: Zum Abschluss des Fuß-Shiatsus: ein »Lichtchen« auf die Zehenspitzen setzen

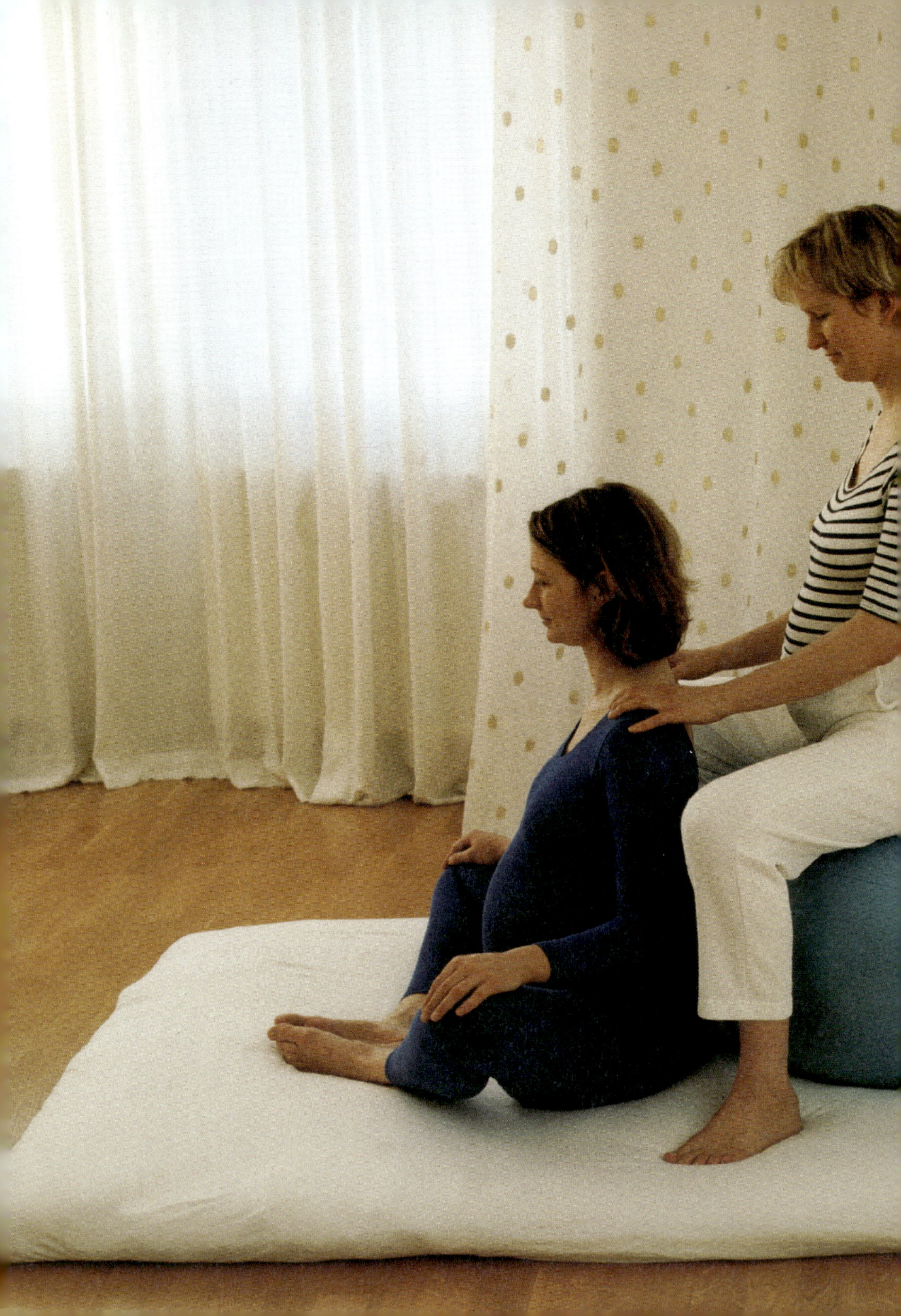

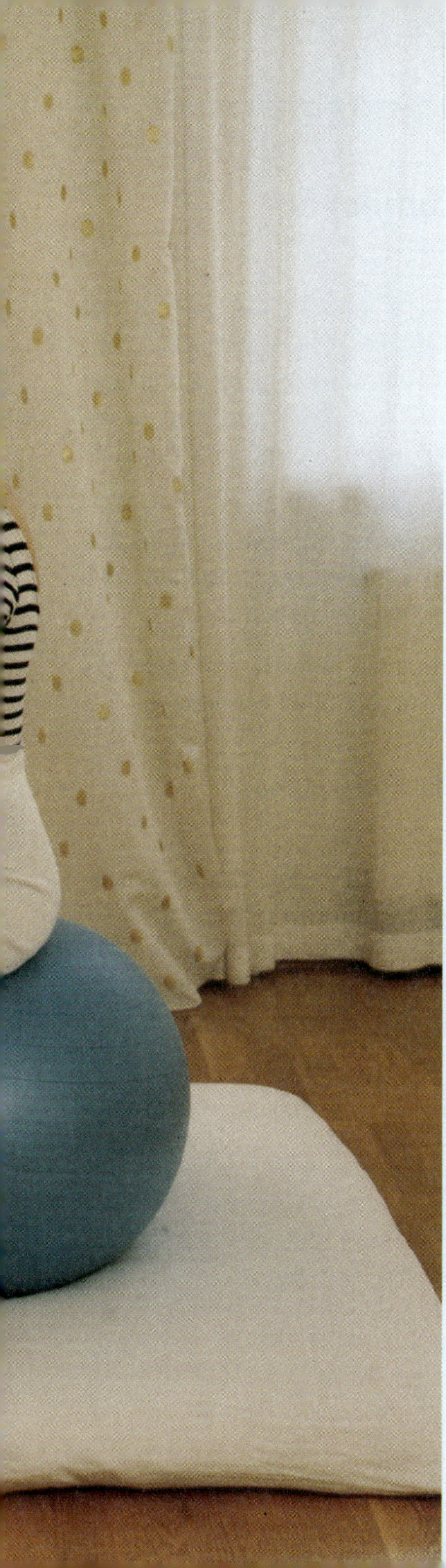

Während der Bauch wächst – Shiatsu in der Schwangerengruppe

In diesem Kapitel lernen Sie kurze Shiatsu-Behandlungen kennen, die sich besonders für Gruppensituationen eignen. Sie stellen eine ideale Ergänzung oder Alternative zur Selbst- bzw. Partnerbehandlung dar. Gegenseitiges Shiatsu bietet auch in diesem Rahmen eine Möglichkeit, dem Bedürfnis der Schwangeren nach Raum und Zeit für sich und das erwartete Kind gerecht zu werden. Zugleich lässt sich bei entsprechend erfahrener Kursleitung einigen Schwangerschaftsbeschwerden (mehr dazu im nächsten Kapitel) entgegenwirken.

Shiatsu für Schwangere – Erfahrungen »rund um das Ungeborene«

Shiatsu ist ein Tor zu ganz neuen Erfahrungen mit dem eigenen Körper. Die Schwangerschaft als eine Phase wachsender äußerer und innerer Veränderungen lädt besonders zu Entdeckungsreisen ins physische und psychische Ich ein. Hier haben Sie die Chance, sich im Kreis werdender Mütter mit Ihrem »Gast auf Zeit« intensiv wahrzunehmen und sich zugleich vital und beweglich zu fühlen.

Die nächsten 7 Übungen führen Sie zu eigenen verborgenen Energiequellen, kräftigen die in der Geburtssituation beanspruchten Partien und lockern auf, wo sich Verspannungen bemerkbar machen.

Selbstverständlich können alle Anleitungen auch in Paarkursen oder zu Hause mit einem Partner (einer Partnerin) durchgeführt werden.

Übung 1 Die mütterliche Energie (Yin-Kraft) pumpen

Die Nierenenergie beleben

Diese Bewegungsübung wird im Stehen durchgeführt. Sie lässt sich ebenso gut in Gruppen oder paarweise anwenden. Durch rasches Aufwärtsschnellen auf die Zehenballen wird dabei Yin-Energie aus der Erde über den Punkt **Ni 1** in den Leib »gepumpt« und insbesondere von den Nieren aufgenommen (siehe Kasten »Bedeutung einzelner Druckpunkte«, S. 47).

▶ Diese Übung ist besonders hilfreich bei Neigung zu kalten Füßen, müden und schweren Beinen, Rückenschmerzen und trockener Haut. Die Muskulatur von Wade, Oberschenkel, Beckenboden und Gesäß wird durch die Pumpbewegungen gestärkt.

- Stehen Sie aufrecht mit geschlossenen Beinen. Ihre Hände liegen in der Taille, die Fingerspitzen zeigen dabei zum Bauch.
- Gehen Sie etwas in die Knie, indem Sie mit dem Gesäß leicht nach unten sinken. Sie spüren dabei Ihr Gewicht auf den Fußsohlen.
- Drücken Sie nun in der Einatmung mit den Fersen vom Boden ab, sodass Sie auf den Zehenballen zu stehen kommen. Spannen Sie dabei in

der Reihenfolge Wade – Oberschenkel – Beckenboden – Gesäß die Muskulatur an, damit eine pumpende Bewegung entsteht.
- Halten Sie diese Position kurz und verstärken Sie die Muskelspannung.
- Lassen Sie sich dann bei gleichzeitiger Ausatmung und gelockerten Muskeln auf die Fersen zurücksinken; *mehrmals wiederholen*

▶ Üben Sie spielerisch mit Leichtigkeit und lächeln Sie dabei. Horchen Sie in sich hinein, um die aufsteigende Kraft besser wahrnehmen zu können.

Übung 2 Die Meridiane im Bauchraum tonisieren (kräftigen) und gemeinsam den Atem zum Kind spüren

Sanfte Streichungen des Bauchraumes lockern die Bauchdecke und machen so die Meridiane im gesamten Leib durchlässiger. Mit dieser Übung werden Nieren-, Magen-, Milz-, Leber- und Gallen-Meridian angesprochen.

Vorbereitung

Wählen Sie eine bequem sitzende Position; der Rücken kann an einer Wand unterstützt werden. Wärmen Sie als spürende, gebende Schwangere zunächst Ihre Hände durch Aneinanderreiben, bevor Sie sie mit Feingefühl und Achtung auf den Bauch der Partnerin legen.

Bitten Sie die Schwangere jetzt, in unterschiedliche Richtungen im Bauch zum Kind hin zu atmen (siehe dazu auch Übung 3 d, »Mit dem Atem das Baby liebevoll umhüllen«, S. 45 im Kapitel »Einzelübungen und Selbstbehandlung – Shiatsu als Solo«).

Versuchen Sie als Shiatsu-Gebende, die einzelnen Atemräume

- nach vorne, um das Kind
- zur Seite, unter die Rippenbögen
- nach unten, in den Beckenboden
- nach hinten, in den Lendenwirbelbereich

durch Handauflegen zu spüren (siehe Abb. 32).

Die Atmung erfolgt im eigenen Rhythmus der Partnerin ruhig durch Nase und Mund. Nehmen Sie sich ausreichend Zeit, tauschen Sie sich über Ihre Wahrnehmung aus und wechseln Sie anschließend die Aufgaben.

- Setzen Sie sich jetzt etwas seitlich neben Ihre Partnerin und streichen Sie mit großen Kreisen (im Uhrzeigersinn) den Bauchraum ohne Druck aus. Eine Hand streicht aus, die Mutterhand liegt wärmend auf dem Kreuzbein.
- Verkleinern Sie die Kreise bis zu fingerbreiten Streichungen um den Bauchnabel.
- Legen Sie eine Hand auf den Unterbauch (über das Schambein) und streichen Sie mit der Einatmung aufwärts über den Bauch, das Brustbein bis zum Schlüsselbeinansatz.
  (Die Energiebahn, der Meridian »Ren Mai«, auch Konzeptions-Gefäß **KG** oder »Gefäß der Empfängnis« genannt, wird so stärkend angesprochen.)
- Bei der anschließenden Ausatmung bleibt die Hand wärmend dort liegen.

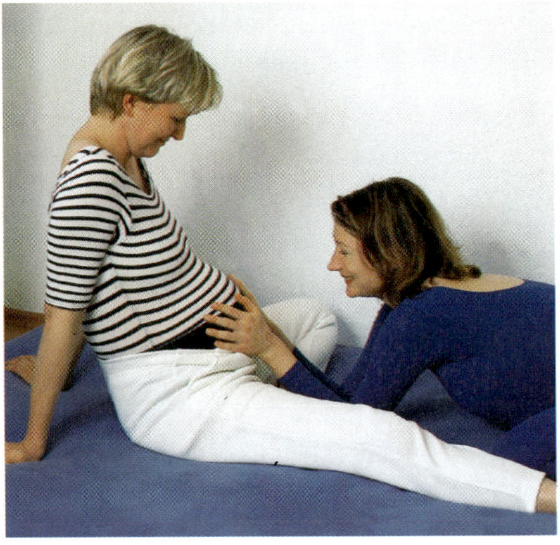

Abb. 32: Den Atem zum Kind durch Handauflegen spüren

- Wechseln Sie Ihre eigene Position wieder vor die Schwangere und führen Sie seitlich kreisende Bewegungen im Hüftbereich durch.
- Setzen Sie Ihre Fingerspitzen rechts und links neben die Wirbelsäule (umfassen Sie dabei die Partnerin) und lassen Sie Ihre Hände vom Rücken über die Seiten zur Bauchmitte gleiten.
- Legen Sie abschließend wieder beide Hände auf den Bauch der Partnerin und spüren Sie den Atem zur Mitte (zum Kind).

▶ Führen Sie jeden Schritt mehrmals ruhig und behutsam durch und tauschen Sie anschließend wieder die Rollen.

Übung 3 Die Schultern und den Nacken lockern

Verspannungen, wie sie durch die veränderte Haltung der Schwangeren oder durch einseitige Beanspruchung am Arbeitsplatz entstehen, können mit dieser Übung deutlich gelindert werden. Die folgende Behandlung eignet sich auch jeweils als Ergänzung.

- Beide Schwangere sitzen hintereinander, eventuell auf einem Sitzkissen, die hintere Person auf einem Ball, um eine bequeme Haltung zu ermöglichen (siehe Abb. 33).

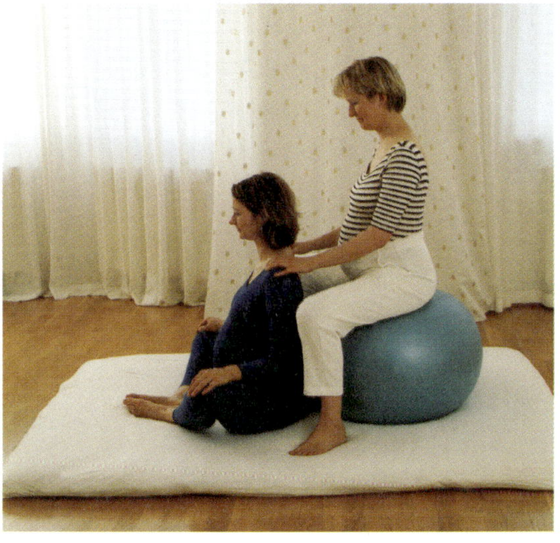

Abb. 33: So sitzen Sie richtig, um Schultern und Nacken zu entspannen

- Legen Sie Ihre Hände der Partnerin auf die Schultern. Nehmen Sie Kontakt auf und finden Sie den Atemrhythmus.
- Lockern Sie nun den Schulterrand knetend mit dem Handballen.
- Lassen Sie Ihre Fingerspitzen in streichenden Bewegungen den Hals abwärts gleiten (Schädelbasis Richtung Schulter).
- Streichen Sie sanft umhüllend das Schulterblatt aus.
- Kreisen Sie mit den Fingerspitzen um den Schulterblattrand.
- Drücken Sie abschließend mit beiden Daumen gleichzeitig auf jedem Schulterblatt erst den Punkt **Dü 10**, dann den Punkt **Dü 11** (siehe Kasten »Bedeutung einzelner Druckpunkte«, S. 46) in der Schulterblattregion (siehe Abb. 34); *3-mal wiederholen*

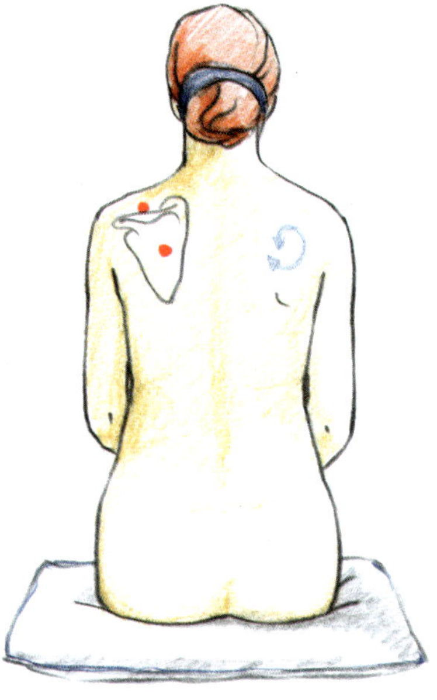

Abb. 34: Daumen-Druck (DD) in der Schulterblattregion

Übung 4 Die Schultergelenke bewegen, Herz- und Kreislauf-Meridian unterstützen

Mit dieser Anwendung verbessern Sie die Beweglichkeit der Schultergelenke und regen die Herz-Kreislauf-Funktion spürbar an.

- Gehen Sie in eine halb kniende Position und legen Sie den gestreckten Arm Ihrer Partnerin auf Ihrem aufgestellten Bein ab (siehe Abb. 35).
- Unterstützen Sie mit einer Hand das Schultergelenk, mit der anderen führen Sie große Kreise des Armes durch. Ihre Partnerin versucht so wenig wie möglich mitzubewegen, sondern überlässt sich der passiven, dehnenden Bewegung.
- Legen Sie den Arm wieder auf Ihrem Oberschenkel ab.
- Geben Sie VD von der Achsel bis zu den Fingerspitzen. Beachten Sie dabei besonders den Punkt **He 1** (siehe Kasten »Bedeutung einzelner Druckpunkte«, S. 46).
- Lassen Sie nun DD auf dem Herz-Meridian folgen.
- Rotieren Sie nochmals den gestreckten Arm.

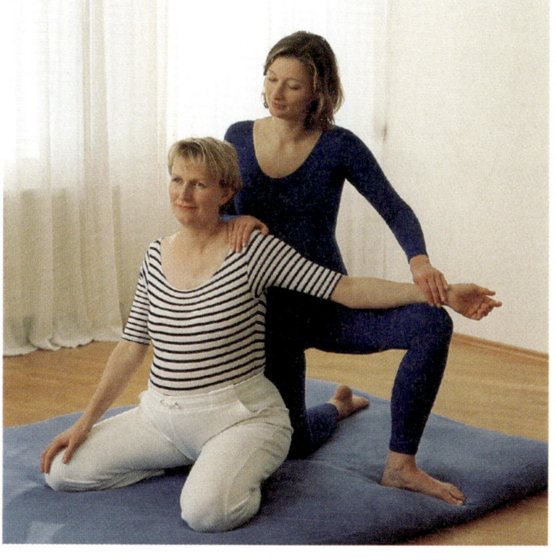

Abb. 35: So lassen Sie den Arm locker kreisen

- Wiederholen Sie den VD, diesmal genau auf der Mittellinie des Innenarmes (Kreislauf-Meridian).
- Ergänzen Sie auf dem Kreislauf-Meridian durch DD.
- Geben Sie zuletzt DD auf den Punkt **Kr 3** (siehe Kasten »Bedeutung einzelner Druckpunkte«, S. 46).

Übung 5 Rücken an Rücken den Blasen-Meridian verspüren

In dieser Bewegungsfolge werden der Blasen-Meridian angeregt, die Rückenmuskulatur entspannt und Schmerzen im Lendenwirbelbereich gemildert. So können Sie die Mobilität Ihrer Wirbelsäule und Wirbelgelenke, der Rippen und des Beckens steigern. Durch Außenrotation der Beine im Hüftgelenk wird zudem die Dehnbarkeit der Geburtsöffnung verbessert.

Setzen Sie sich Rücken an Rücken (siehe Abb. 36) und beginnen Sie spielerisch, den Rücken zu erkunden. Das geschieht, indem Sie

- den Rücken »schlängeln«
- die Wirbelsäule beugen und strecken

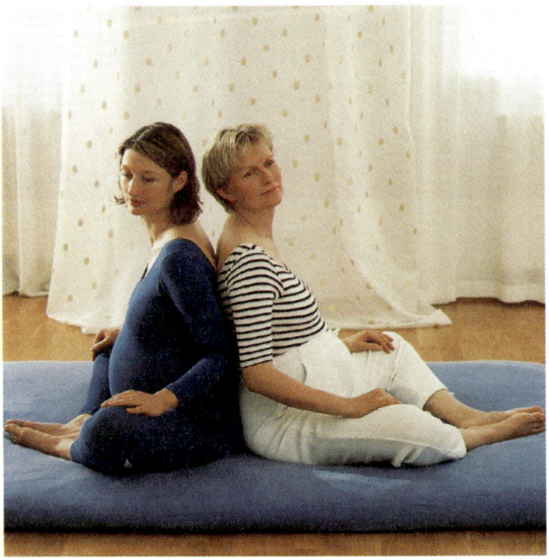

Abb. 36: Spielerisch den Rücken erkunden

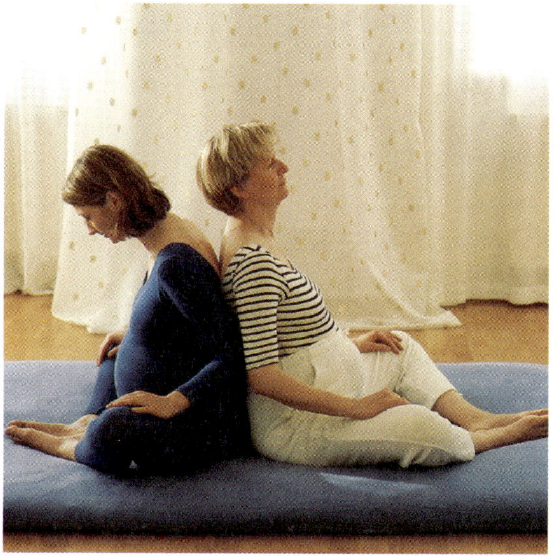

Abb. 37: Sich anlehnen, stützen und gestützt werden

- sich anlehnen, stützen und gestützt werden
- die Lendenwirbel so dicht wie möglich aneinander drücken
- die Schulterblätter aneinander reiben
- ausruhen und sich gegenseitig den Kopf auf die Schulter legen.
- Lehnen Sie anschließend Ihre Wirbelsäule an die der Partnerin. Beugen und strecken Sie Wirbel um Wirbel vor und zurück.

Wechseln Sie nun die Wirbelsäulenseite. Variieren Sie diese Übung, indem Sie

- die Beine angewinkelt halten und leichten Druck auf die Schenkel geben
- die Beine grätschen und gestreckt halten
- die Füße kreisen lassen oder die Zehen zu sich ziehen und dabei die Beinmuskulatur dehnen.

Teilen Sie sich zwischendurch mit, welche Position Ihnen jeweils am angenehmsten ist, und wiederholen Sie diese.

Übung 6 Die Yin-Meridiane am Bein berühren

Die Milz-, Leber- und Nieren-Meridiane an den Beinen werden geöffnet und belebt und die Fähigkeit zur Dehnung der Oberschenkelmuskulatur erheblich verbessert.

Drei wichtige Aufgaben dieser Meridiane in der östlichen Medizin

Mi = Bewahrung und Kontrolle des Blutes
Le = Wohnstätte des spirituellen Potenzials
Ni = Verwaltung der Ursprungsenergie

- Nehmen Sie für diese Übung eine sitzende Position ein (siehe Abb. 38) und tauschen Sie die Rollen, nachdem Sie beide Beine behandelt haben. Jeweils ein Bein der Partnerin wird bei dieser Anleitung gedehnt, das zweite Bein ist locker aufgestellt.

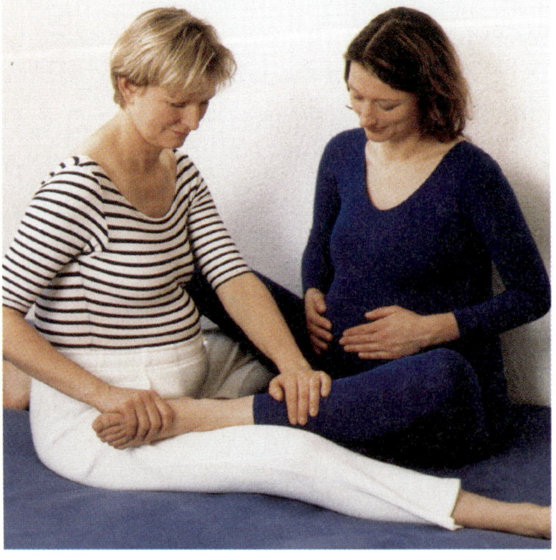

Abb. 38: So behandeln Sie die Energiebahnen am Bein

- Wärmen Sie den Fuß der Partnerin mit Ihren Händen.
- Lassen Sie die Mutterhand am Fuß ruhen (Handballen auf der **Ni 1**-Zone, siehe Kasten »Bedeutung einzelner Druckpunkte«, S. 47) und streichen Sie mit der anderen Hand unter leichtem Druck am Bein aufwärts. Streichen Sie in den 3 Bahnen der Meridiane.
- Geben Sie nun jedem der Meridiane VD, vom Fuß über den Knöchel bis zur Leiste (siehe dazu auch Übung 4, »Ruhen und sich stärken«, S. 48 f. im Kapitel »Einzelübungen und Selbstbehandlung – Shiatsu als Solo«).
- Verändern Sie Ihre Haltung entsprechend, um das andere Bein genauso behandeln zu können.

Übung 7 Den Blasen-Meridian mit seinen Einflusspunkten (Yu-Punkten) erreichen

Diese Behandlung bewirkt einerseits eine Stärkung der den Meridianen jeweils zugeordneten Organe. Andererseits stellt sie in der Therapie eine wichtige diagnostische Möglichkeit dar. Gehaltene Energie vom Kopf- und Schulterbereich kann nach unten fließen und die Rückenmuskulatur wird entspannt.

Die Partnerin lehnt sich auf einen Ball, Sack oder Deckenberg. Die behandelnde Schwangere kniet hinter ihr, indem sie zur eigenen Stabilisation ein Bein aufstellt (siehe Abb. 39).

▶ Die Behandlung eignet sich sehr gut für die Geburtssituation, allerdings wird sie dann auch mit kräftigem DD ausgeführt.

- Streichen Sie den Rücken neben der Wirbelsäule von oben nach unten aus. Beide Hände können gleichzeitig oder versetzt streichen.
- Streichen Sie dann die Beinrückseite bis zu den Fußsohlen ab.
- Umkreisen Sie die Kreuzbein- und Gesäßregion mit flachen Händen.
- Geben Sie feinfühligen DD auf den Blasen-Meridian rechts und links der Wirbelsäule. Bitten Sie die Partnerin, dabei in ihrer Vorstellung in Richtung Ihrer Daumen auf dem Rücken zu atmen.
- Legen Sie zum Abschluss beide Hände in die Nierengegend und atmen Sie gemeinsam einige entspannende tiefe Atemzüge.

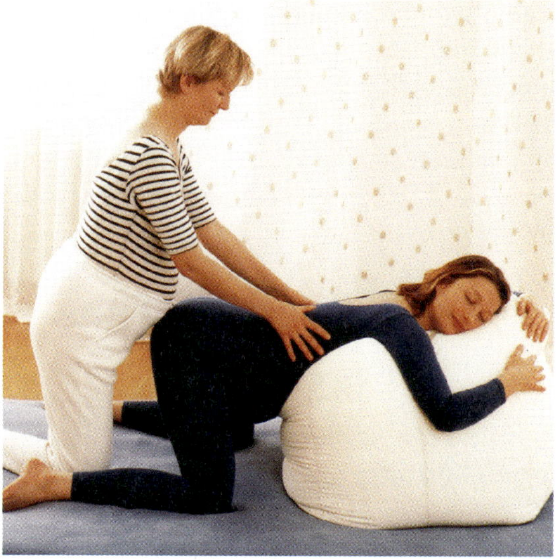

Abb. 39: So entspannen Sie die Rückenmuskulatur

Praxistipp

- Üben Sie in dieser Position keinen zu festen Druck auf den Rücken aus.
- Denken Sie daran, dass in der Schwangerschaft kein punktueller Druck auf das Kreuzbein gegeben werden darf.

Shiatsu und Psyche – die Seele berühren

Gefühle bestimmen unser Dasein, sie steuern unser Handeln und Befinden. Ein Ungleichgewicht hemmt die Lebensfreude und beeinträchtigt die Beziehung zu anderen. Aus fernöstlicher Sicht durchläuft der Mensch einen Prozess ständiger Wandlung, ähnlich dem jahreszeitlichen Wandel der Natur. Sich solchem planvollen Wechsel zu überlassen bedeutet Ausgewogenheit und freies Fließen der Lebensenergie.

Diese Vorstellung wird als »Lehre der 5 Wandlungsphasen (Holz, Feuer, Erde, Metall, Wasser)« bezeichnet. Dabei sind den Elementen bestimmte

Meridiane mit ihren Wirkweisen zugeordnet, die Kraft geben zur Steuerung unserer Emotionen. Heftige Gefühlsregungen lassen Rückschlüsse auf bestimmte Störungen der Energie des betreffenden Meridianes zu.

Jede Wandlungsphase bedingt die folgende, so wie die psychische Verfassung unser Handeln prägt. Unterdrückte oder überzogene Gefühle schaffen ein energetisches Ungleichgewicht. Die Stärke der Gefühlsäußerung spiegelt jeweils den energetischen Zustand.

In der fernöstlichen Medizin werden die Emotionen den Yin-Organen und ihren Meridianen zugeordnet. Die Behandlung des jeweiligen Meridianes stellt in emotionalen Belastungen eine spürbare Unterstützung dar, sie hilft, Unausgeglichenheit zu regulieren und die Energie zu stärken.

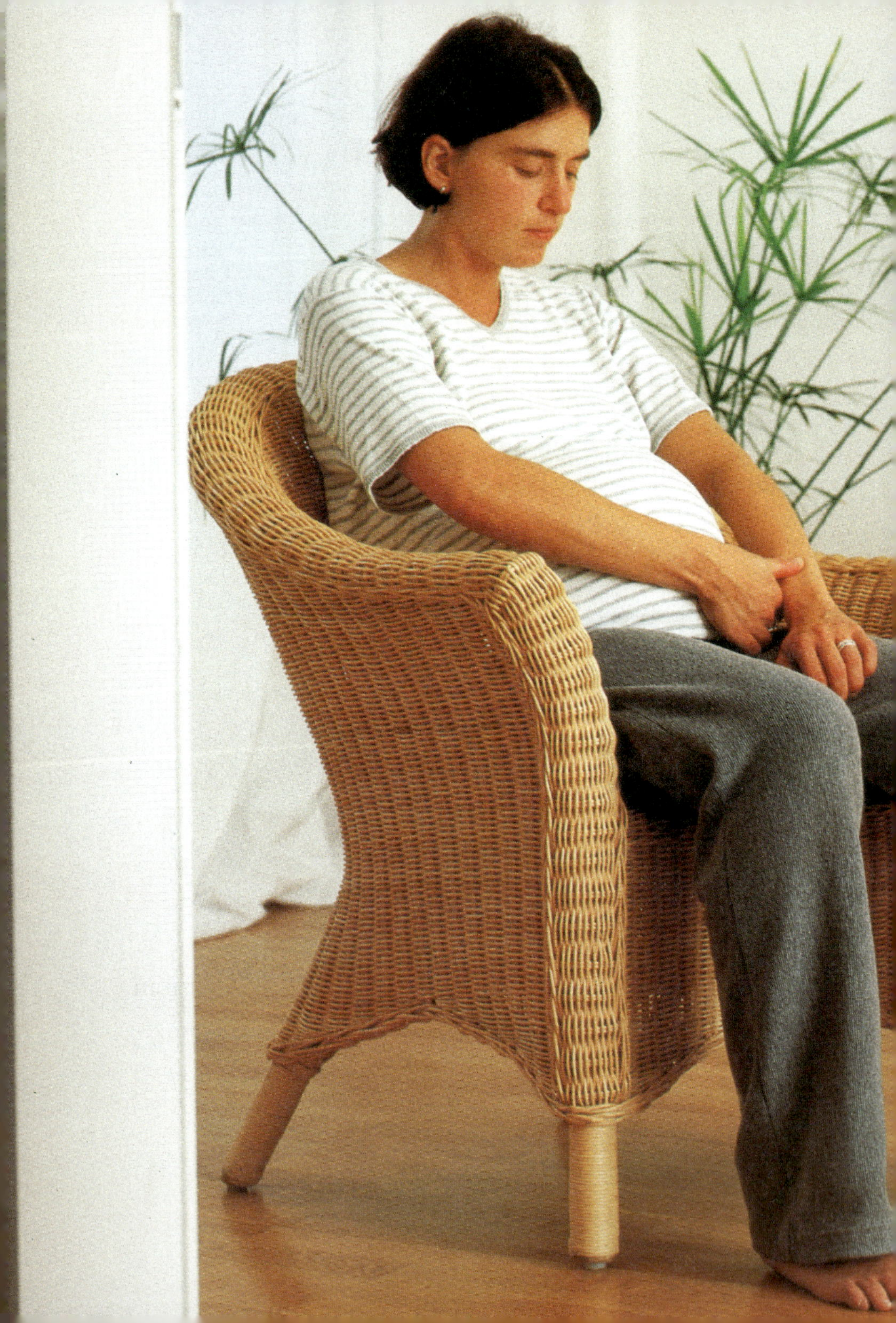

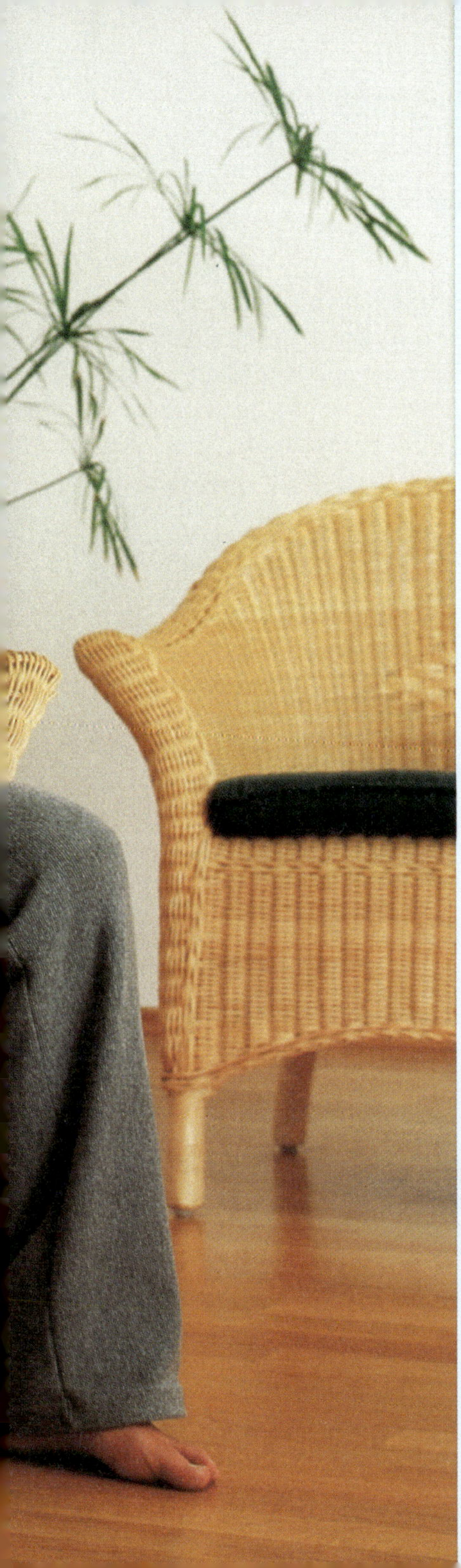

Wenns »zwickt und zwackt« – mit Shiatsu gegen die Beschwerden

Viele Befindlichkeitsstörungen, die im Verlauf einer Schwangerschaft auftreten, lassen sich mit Shiatsu einfach und völlig nebenwirkungsfrei deutlich lindern oder gar beheben. In diesem Kapitel lernen Sie 13 erprobte Anwendungen kennen, von denen auch Sie profitieren werden. Vor Beginn der Behandlung sollten Sie noch einmal aufmerksam das Kapitel »Gewusst wie – Shiatsu in der Praxis« zur Arbeitsweise mit Shiatsu durchlesen. So können Sie gezielt da ansetzen, wo es Not tut, und Fehlgriffe vermeiden.

Shiatsu als alternative Therapie – und was sonst noch hilft

»Selbst ist die Frau!« Dies Motto gilt auch für Shiatsu, wie Ihnen die folgenden Übungen beweisen. Lassen die Beschwerden allerdings trotzdem nicht nach, sollten Sie unbedingt Ihre Gynäkologin oder Hebamme aufsuchen. Auch eine erfahrene Shiatsu-Therapeutin, die eventuell über zusätzliche Kenntnisse in Akupunktur und Moxenbehandlung (Moxibustion) verfügt, kann Ihnen in diesem Fall mit Rat und Tat zur Seite stehen.

Was ist Moxibustion?

Moxibustion ist eine Behandlungstechnik aus der traditionellen ostasiatischen (chinesischen) Medizin. Dabei werden kleine Brennkegel aus getrockneten Beifußblättern (Beifußkraut) abgebrannt und lokale Wärmereize entlang der Meridiane gesetzt, die unter anderem die körpereigene Abwehr stärken.

Übung 1 Hilfe bei Atemnot

Mit fortschreitender Schwangerschaft nimmt Ihr Baby ganz erheblich an Größe zu. Das Gefühl, nicht mehr durchatmen zu können, ist dann keine Seltenheit.

Das können Sie tun:

- Geben Sie punktuellen DD in den Zwischenrippenräumen.
- Fassen Sie nach den Hautfalten unter der Brust und drücken Sie mit den Fingerspitzen spürbar die Haut zusammen.
- Streichen Sie die Körperseiten großflächig aus.
- Praktizieren Sie die Atemübungen aus Übung 3, »Der fließende Atem«, S. 43 ff. im Kapitel »Einzelübungen und Selbstbehandlung – Shiatsu als Solo«.

Übung 2 Hilfe bei Darmträgheit und Verstopfung

Die veränderte Hormonsituation der Schwangerschaft wirkt sich häufig auch auf die Darmtätigkeit aus. Bewegungsmangel, einseitige Ernährung und unregelmäßige Lebensweise begünstigen diesen Prozess – der Darm reagiert mit Verstopfung.

Das können Sie tun:

- Erleichtern Sie sich die Ausscheidung durch frische und ballaststoffreiche Ernährung, genügend Flüssigkeitszufuhr und viel Bewegung (z. B. regelmäßiges Shiatsu).
- Streichen Sie Ihren Bauch vor dem Aufstehen liebevoll im Uhrzeigersinn aus (zur Entlastung der Bauchdecke die Beine dazu aufstellen).
- Bitten Sie Ihren Partner, Ihnen öfter den unteren Rücken kreisend zu massieren.
- Geben Sie zusätzlich Druck auf folgende Punkte:
  Ma 25 = »Türangel des Himmels« (nur sanften Druck geben)
  Ma 36 = »Drei Entfernungen«
  Bl 25 = »Einflusspunkt des Dickdarmes«
  Mi 15 = »Große Quere«
  Le 4 = »Mitte-Siegel«

Übung 3 Hilfe bei Hämorrhoiden

Die gesteigerte Blutfülle im kleinen Becken, mangelnde Bewegung oder starkes Pressen beim Stuhlgang (Verstopfung) sind mögliche Ursachen für eine knotenförmige Erweiterung der Venen im Analbereich, also Hämorrhoiden.

Das können Sie tun:

- Achten Sie vorbeugend auf regelmäßigen, weichen Stuhlgang.
- Machen Sie Beckenbodenübungen zur Kräftigung der Venen und kühlende Sitzbäder mit Eichenrinde.
- Geben Sie Shiatsu auf folgende Punkte:
  Bl 23 = »Beifallspunkt der Niere«

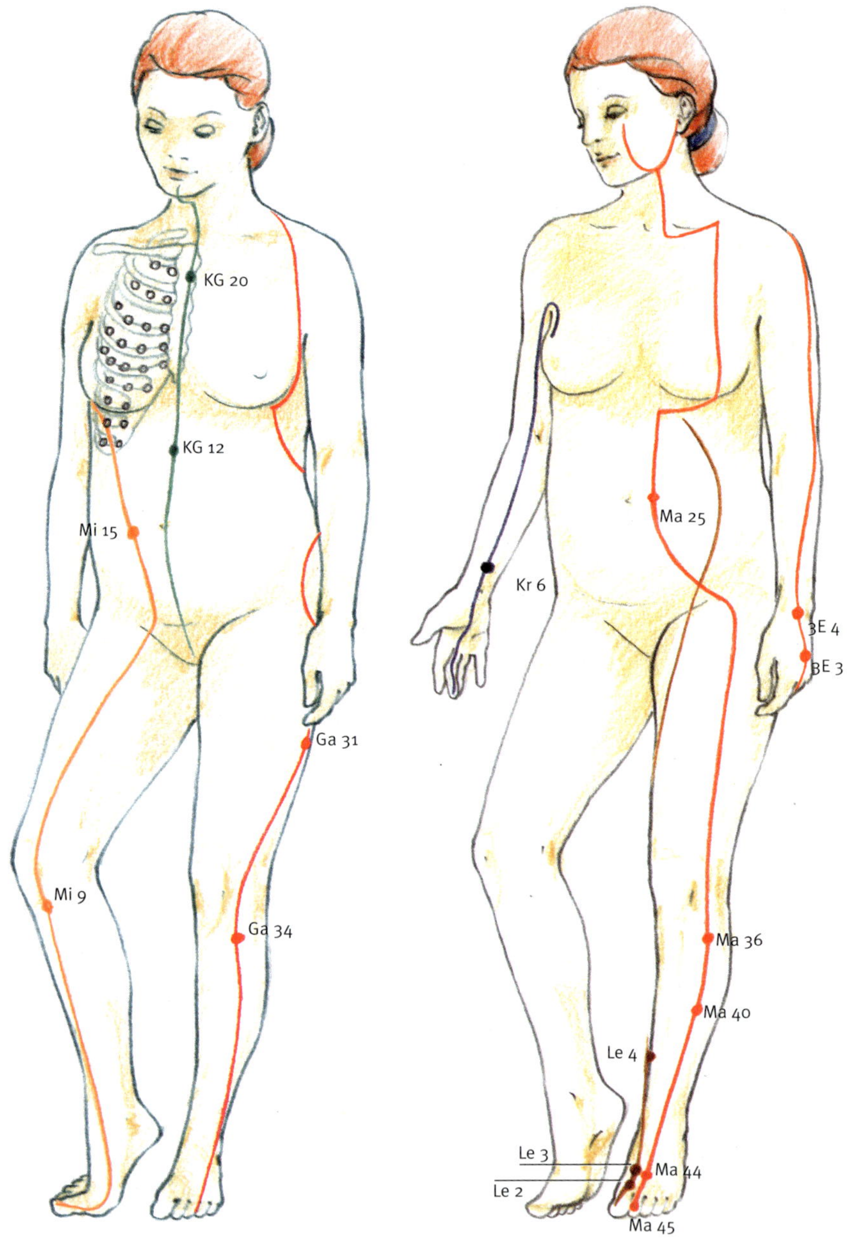
KG 20
KG 12
Mi 15
Ga 31
Mi 9
Ga 34
Ma 25
Kr 6
3E 4
3E 3
Ma 36
Ma 40
Le 4
Le 3
Le 2
Ma 44
Ma 45

Figur ganz links:
- Punkte in den Rippenzwischenräumen
- Konzeptionsgefäß
- Gallen-Meridian

Punkte:

Mi 15	3 Finger neben dem Nabel
Ga 34	seitlich unterhalb des Kniegelenks
Mi 9	unterhalb des Knies am Knochenrand
KG 12	Mitte zwischen Nabel und Brustbeinspitze
Ga 31	2 Finger unter dem Mittelfinger der hängenden Hand

Figur links:
- Magen-Meridian
- Leber-Meridian
- Kreislauf-Meridian
- 3 Erwärmer

Punkte:

Ma 25	2 Finger neben dem Nabel
Ma 36	3 Finger unter dem Knie
Ma 44	zwischen 2. und 3. Zehe
Le 3	zwischen 1. und 2. Zehe
Ma 40	äußerer Schienbeinrand, halbe Höhe
Le 2	Großzehenende
3E 4	Mitte der Handgelenkfalte außen
3E 3	Mitte des 1. Mittelhandknochens
Ma 45	Nagelfalz 2. Zehe
Kr 6	2 Finger über der Mitte der inneren Handgelenkfalte innen

Figur rechts:
- Blasen-Meridian
- Lenkergefäß

Punkte:

LG 20	Scheitelhöhe
LG 4	zwischen 2. und 3. Lendenwirbel

rechts und links der Wirbelsäule:

Bl 17	8. Zwischenrippenraum
Bl 18	9. Zwischenrippenraum
Bl 19	10. Zwischenrippenraum
Bl 20	11. Zwischenrippenraum
Bl 21	12. Zwischenrippenraum
Bl 23	zwischen 2. und 3. Lendenwirbel
Bl 24	zwischen 3. und 4. Lendenwirbel
Bl 25	zwischen 4. und 5. Lendenwirbel
Bl 54	Pomitte, Höhe Mitte des Kreuzbeins
Bl 56	Mitte der Wade
Bl 67	Nagelrand der Kleinzehe außen

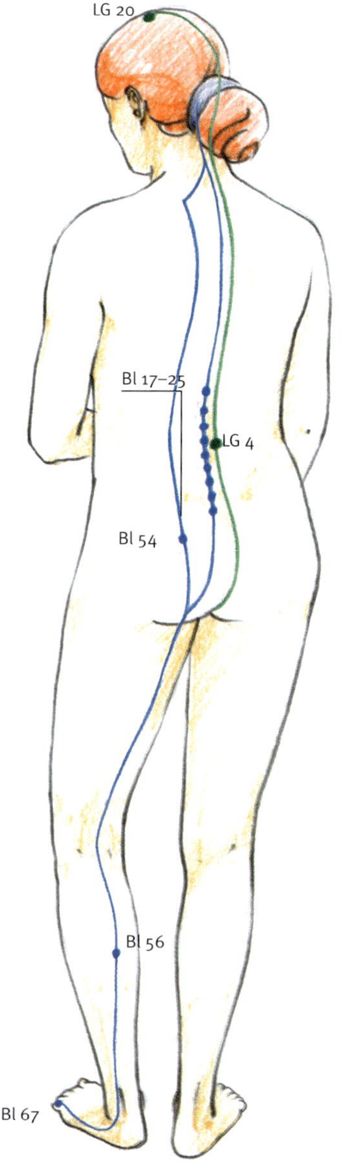

Abb. 40: Die in diesem Kapitel benötigen Punkte mit Beschreibung ihrer Lage

Bl 25 = »Einflusspunkt des Dickdarmes«
LG 4 = »Lebenstor«/»Tor der Vitalität«
LG 20 = »Vorderer Hügel«

▶ Auch hier kann Moxenbehandlung Linderung durch Wärmen der genannten Punkte verschaffen.

Übung 4 Hilfe bei morgendlicher Übelkeit und Schwangerschaftserbrechen

Beschwerden dieser Art treten nicht zwangsläufig, aber häufig in den ersten Schwangerschaftswochen auf und können erheblich beeinträchtigen. Die ostasiatische Medizin versteht Übelkeit und Erbrechen in der Schwangerschaft als Symptome veränderter energetischer Aufwärtsströmungen, vor allem von Magen-, Milz-, Leber-, Galle- und Nierenkräften. Diese Meridiane werden durch das wachsende Baby besonders beansprucht und lassen sich schon in der anfänglichen Umstellungsphase durch Shiatsu günstig beeinflussen.

● Das können Sie tun:

Beobachten Sie Ihre Beschwerden und drücken Sie je nach Symptomlage die jeweils angegebenen Punkte.

Übung 4a Übelkeit verbunden mit Aufstoßen, Schluckauf, Stauungsgefühl im Unterbauch, Neigung zu depressiver Verstimmung

- Verbessern Sie Ihre Magen- und Leberenergie durch Druck auf folgende Punkte:
  Ma 36 = »Drei Entfernungen«
  Ma 44 = »Innenhof«
  Le 3 = »Höchster Angriffspunkt«

Übung 4b Übelkeit verbunden mit Erbrechen, Magenschmerzen, Schwindel, Schwächegefühl, häufig zusammen mit Frieren

- Unterstützen Sie die Magenenergie mit Druck auf folgende Punkte:
  Ma 36 = »Drei Entfernungen«
  Ma 40 = »Reiche Fülle«

Ma 44 = »Innenhof«
3E4 = »Teich des Yang«

Übung 4c Übelkeit verbunden mit Aufstoßen mit bitterem Geschmack, Schmerzen im unteren Rippenbereich, beschleunigtem Puls

- Geben Sie Druck auf folgende Punkte:
  Ma 36 = »Drei Entfernungen«
  Ma 44 = »Innenhof«
  Kr 6 = »Innen-Grenze«
  Le 2 = »Gang-Strecke«

Übung 4d Übelkeit verbunden mit Seitenstechen, saurem Aufstoßen, krampfartigem Gefühl im Oberbauch, Müdigkeit

- Bringen Sie die Energie von Leber- und Gallen-Meridian mit Druck auf folgende Punkte in Schwung:
  Le 3 = »Höchster Angriffspunkt«
  Ga 34 = »Hügel-Quelle«

Praxistipp

Grundsätzlich ist bei Übelkeit eine Behandlung des Blasen-Meridianes am Rücken sowie der Yin-Meridiane am Bein hilfreich. Bitten Sie Ihren Partner oder eine Freundin um diese Unterstützung. Besonders bewährt hat sich die Behandlung in Seitenlage bei hoch gelagertem Oberkörper (siehe dazu auch Schritt 7, S. 62 ff. im Kapitel »Die Paarbehandlung – Shiatsu zu zweit« und Übung 6, S. 86 f. im Kapitel »Während der Bauch wächst – Shiatsu in der Schwangerengruppe«).

Übung 5 Hilfe bei Ischiasschmerz

Die veränderte Haltung der Schwangeren, eine abgeknickte Gebärmutter oder der Druck des Babys von innen auf die Lendenwirbelsäule können Ischiasbeschwerden verursachen. Häufiger Auslöser ist auch eine Verschiebung der Darmbein-Kreuzbein-Gelenke. Lassen Sie deshalb bei anhaltenden Schmerzen diese Gelenke auf Parallelstellung überprüfen.

Das können Sie tun:

- Unterstützen Sie Ihre Haltung durch die Körperübung »Zentriert stehen«, S. 40 ff. im Kapitel »Einzelübungen und Selbstbehandlung – Shiatsu als Solo«.
- Lindern Sie akute Schmerzen durch eine Wärmebehandlung im unteren Rücken.

Übung 5 a Die Elastizität der Lendenwirbelsäule und der betroffenen Muskeln verbessern

- Legen Sie sich in Seitenlage und stützen Sie den Kopf und das obere angewinkelte Knie mit einem Kissen.
- Fassen Sie mit der oberen Hand in den Lendenwirbelbereich und drücken Sie mit Daumen und Zeigefinger den Punkt **Bl 23** (siehe auch Kasten »Bedeutung einzelner Druckpunkte«, S. 46).
- Führen Sie gleichzeitig mit dem angewinkelten Bein kleine kreisende Bewegungen durch.
- Legen Sie das Bein ab und ruhen Sie aus; *2- bis 3-mal wiederholen*

Wechseln Sie anschließend die Seite und üben Sie auch mit dem anderen Bein.

Übung 5 b Die Elastizität der Lendenwirbelsäule trainieren – vom Partner unterstützt

- Nehmen Sie die Seitenlage (wie oben beschrieben) ein.
- Ihr Partner sitzt hinter Ihnen und knetet vorsichtig mit beiden Händen Gesäß und Hüftbereich des angewinkelten Beines.
- Nun übt er mit der flachen Hand auf dem Kreuzbein einen dehnendschiebenden Druck aus und
- drückt gleichzeitig mit dem Daumen der anderen Hand den **Blasen-Meridian** neben der Wirbelsäule von oben nach unten; *2-mal wiederholen*
- Wechseln Sie die Seite und geben Sie anschließend DD auf folgende Punkte:
  Ga 34 = »Hügel-Quelle«
  Ma 36 = »Drei Entfernungen«

Übung 5 c Die Blasenpunkte Bl 24, 25 und 26 mit Wärme behandeln

- Knien Sie dabei und lehnen Sie sich nach vorne auf einen Ball oder Sitzsack (siehe Abb. 41).
- Ihr Partner kann nun, am besten nach fachkundiger Unterweisung, die Moxenbehandlung vornehmen.
- Atmen Sie zur Unterstützung der Anwendung bewusst in den Lendenwirbelbereich.

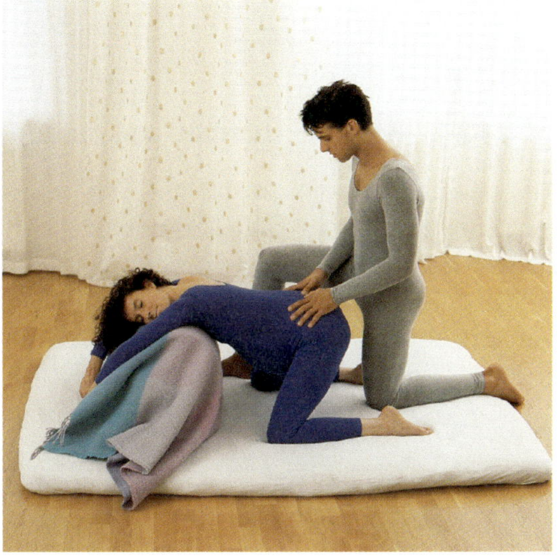

Abb. 41: Die richtige Position für eine Wärmebehandlung

Übung 6 Hilfe bei Müdigkeit und Antriebsschwäche

Besonders in den ersten Monaten der Schwangerschaft kann eine bleierne Schwere jede Aktivität bremsen. Ihr Körper fordert nachdrücklich Pausen und Erholungsphasen. Das wachsende Ungeborene und die hormonelle Umstellung beanspruchen zusätzliche Energie. Dies führt unter Umständen zunächst zu einem Yin-Kraftmangel. Eine entsprechend ausgewogene Ernährung sowie Spaziergänge an frischer Luft regenerieren, beleben und bringen den Ki-Fluss (»Fluss der Lebensenergie«) wieder in Gang.

Das können Sie tun:

- »Tanken« Sie Kraft und Ruhe durch Atem- und Meditationsübungen.
- Unterstützen Sie die Energiegewinnung durch Druck auf folgende Punkte:
  Ma 36 = »Drei Entfernungen«
  3E 3 = »Mittel-Insel«
  LG 20 = »Vorderer Hügel«
  Le 3 = »Höchster Angriffspunkt«
  Kr 6 = »Innen-Grenze«

Übung 7 Hilfe bei Ödemen und müden, schweren Beinen

Wassereinlagerungen an Händen, Füßen und Beinen im letzten Drittel der Schwangerschaft sind harmlos und auf die veränderten Druckverhältnisse in den Gefäßen zurückzuführen. Früher auftretende Ödeme sollten Sie ärztlich abklären lassen. In der fernöstlichen Medizin wird von einem Milz- und Nierenenergiemangel und Blutansammlungen im Harn ausgegangen.

Das können Sie tun:

- Lagern Sie Ihre Beine so oft wie möglich hoch.
- Stärken Sie die Nierenenergie, wie in Übung 5, S. 50 f. im Kapitel »Einzelübungen und Selbstbehandlung – Shiatsu als Solo« beschrieben.
- Geben Sie Druck auf folgende Punkte:
  Mi 9 = »Quelle am Yin-Hügel«
  Ma 45 = »Bezahlung«
  Bl 54 = »Mittlere Speicherung«
- Behandeln Sie bei hoch gelagerten Beinen die Yin-Meridiane am Bein mit VD.

Übung 8 Hilfe bei Rückenschmerzen

Neben der veränderten statischen Situation der Schwangeren können auch eine einseitige Arbeitshaltung oder klimatische Einflüsse (Kälte, Wind, Feuchtigkeit) Ursachen für Beschwerden im gesamten Rücken sein.

Das können Sie tun:

- Halten Sie Ihre Rückenmuskulatur durch Bewegungsübungen (wie in den vorherigen Kapiteln beschrieben) und Wärme flexibel.
- Achten Sie auf ausreichende Arbeitspausen zwischendurch und vermeiden Sie langes Stehen.
- Zu Hause können Sie Ihren Rücken, wenn der Bauch sehr »gewichtig« ist, durch ein breites Tuch entlasten. Legen Sie es dazu über Ihren Unterleib und knoten Sie die Enden auf dem unteren Rücken. Das gibt dem Bauch Halt und zusätzlich einen angenehmen Gegendruck auf dem Kreuzbein.
- Lassen Sie sich Shiatsu geben, wie unter Übung 5 (»Hilfe bei Ischiasschmerz«, S. 97 ff.) in diesem Kapitel beschrieben, und atmen Sie dabei in die Schmerzzonen.
- Geben Sie Ihrer Partnerin VD in Seitenlage auf Rücken und Beine sowie DD auf folgende Punkte (siehe Abb. 42):
  Ga 34 = »Hügel-Quelle«
  Ma 36 = »Drei Entfernungen«
  Bl 23 = »Beifallspunkt der Niere«

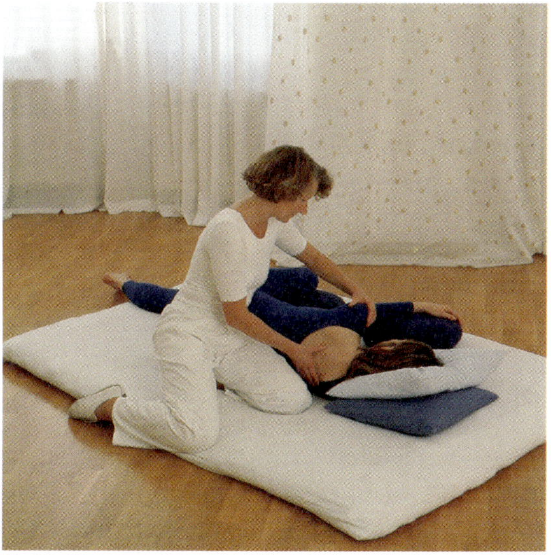

Abb. 42: So liegen Sie auch richtig zur Entspannung vor dem Schlafengehen

Bei Schmerzen im Schulter-Nacken-Bereich lockern Sie diesen, wie unter Übung 3, S. 81 f. im Kapitel »Während der Bauch wächst – Shiatsu in der Schwangerengruppe« beschrieben.

Übung 9 Hilfe bei Schlafstörungen

Die Gründe für gestörten Nachtschlaf während der Schwangerschaft sind vielfältig. Möglicherweise finden Sie keine erholsame Schlafhaltung mehr oder das Baby nützt die entspannte Platzsituation zu ausgiebigen Bewegungen.

Das können Sie tun:

- Unterstützen Sie Ihre Schlafhaltung mit einem Stillkissen oder Ähnlichem für eine stabile Lagerung und atmen Sie bewusst zum Kind hin (siehe dazu Übung 2, S. 79 ff. im Kapitel »Während der Bauch wächst – Shiatsu in der Schwangerengruppe«), ohne das Einschlafen erzwingen zu wollen.
- Führen Sie vor dem Schlafengehen zur Entspannung Übung 3 e, S. 45 im Kapitel »Einzelübungen und Selbstbehandlung – Shiatsu als Solo« durch.
- Geben Sie sich mit Ihrem Partner Shiatsu. So lassen Sie den Alltag hinter sich und den Tag beruhigend ausklingen.
- Vermeiden Sie späte große Mahlzeiten. Eine chinesische Weisheit sagt: »Es ist unmöglich, friedlich einzuschlafen, wenn der Magen nicht in Harmonie ist.«
- Haben Sie jedoch einmal zu spät gegessen, massieren Sie den Bauch im Uhrzeigersinn und drücken Sie auf folgende Punkte:
  KG 12 = »Wandlungsweg«
  Ma 40 = »Reiche Fülle«
  Le 3 = »Höchster Angriffspunkt«
  Bl 18 = »Beifallspunkt der Leber«

Die beiden letzten Druckpunkte helfen auch, wenn Nervosität und Reizbarkeit Sie nicht in den Schlaf finden lassen. Falls Sie dazu neigen, sich Sorgen zu machen und die bevorstehende Geburt sowie damit verbundene Lebensumstände in der Nacht zu thematisieren, lassen Sie sich mit einer liebevollen Kopfbehandlung verwöhnen (siehe dazu »Shiatsu für Kopf und Gesicht«, S. 64 ff. im Kapitel »Die Paarbehandlung – Shiatsu zu zweit«).

- Ergänzen Sie die beschriebenen Übungen und Behandlungen durch Druck auf folgende Punkte:
  Bl 17 = »Beifallspunkt des Zwerchfelles«
  KG 20 = »Vorderer Hügel«

Übung 10 Hilfe bei Sodbrennen

Kleine Mengen von Magensäure, die in die Speiseröhre zurückfließen, sorgen für ein unangenehmes brennendes Gefühl unter dem Brustbein.

Das können Sie tun:

- Vermeiden Sie zu üppige, fette oder reizstoffhaltige Speisen, besonders vor dem Schlafengehen.
- Stellen Sie den Kopfteil Ihres Bettes höher oder unterlegen Sie die Matratze dort mit einer dicken Decke, um den Säurerückfluss aus dem Magen zu verhindern.
- Helfen Sie sich mit altbekannten Hausmitteln wie Mandeln, Nüssen oder Ingwerstückchen (einfach kauen und einspeicheln).
- Behandeln Sie täglich Ihren Magen-Meridian am Bein und drücken Sie zusätzlich auf folgende Punkte:
  Ma 25 = »Türangel des Himmels«
  Bl 20 = »Beifallspunkt der Milz«
  Bl 21 = »Zustimmungspunkt des Magens«
- Lassen Sie sich auch VD auf der entsprechenden Zone für Milz und Magen auf dem Rücken geben.

Übung 11 Hilfe bei Steißlage oder Beckenendlage

Gegen Ende der Schwangerschaft dreht sich das Baby in der Gebärmutter idealerweise so, dass es mit dem Kopf nach unten in die so genannte Schädellage kommt. Die Moxenbehandlung ist eine bewährte Methode, das Baby zur Wendung in diese geburtsgünstige Position zu veranlassen.

Das können Sie tun:

- Legen Sie sich mit hoch gelagertem Becken täglich ca. 10–15 Minuten entspannt auf den Rücken und atmen Sie zum Kind, um es zu einer Drehung zu ermutigen.
- Stimulieren Sie folgenden gebärmutterwirksamen Punkt jeweils 7–8 Minuten lang mit Moxen:
  Bl 67 = »Erreichung des Yin«

Diese Methode ist sehr erfolgversprechend und wird von vielen Hebammen und Shiatsu-Therapeutinnen angewandt.

Übung 12 Hilfe bei Stimmungsschwankungen

Die »anderen Umstände« sind oft als solche auch psychisch spürbar, denn sie verlangen der werdenden Mutter eine enorme körperliche und seelische Leistung ab. Zuversicht und Zweifel gehen oft Hand in Hand. Freudige Gedanken werden mitunter plötzlich von beunruhigenden Vorstellungen abgelöst – das sorgt vor allem in der Frühschwangerschaft für starke Turbulenzen im Gefühlsleben. Damit sind Sie nicht allein. Ängste um das Baby und die bevorstehende Geburt kennt jede Schwangere.

Das können Sie tun:

- Flüchten Sie nicht vor Ihren ambivalenten Gefühlen; meist lässt die Spannung nach, wenn Sie sich Ihre Sorgen eingestehen.
- Nutzen Sie die im Kapitel »Einzelübungen und Selbstbehandlung – Shiatsu als Solo« vorgestellten Atem- und Entspannungstechniken, auch als zuverlässige »Erste-Hilfe«-Maßnahmen.
- Shiatsu-Behandlungen mit dem Partner (siehe dazu Kapitel »Die Paarbehandlung – Shiatsu zu zweit«) stärken das Vertrauen zueinander und helfen, eigene Empfindungen mitzuteilen.
- Wenden Sie auch die Fußbehandlung an und geben Sie dabei vor allem Druck auf folgende Punkte (siehe Abb. 43):
  Le 2 = »Gang-Strecke«
  Le 3 = »Höchster Angriffspunkt«

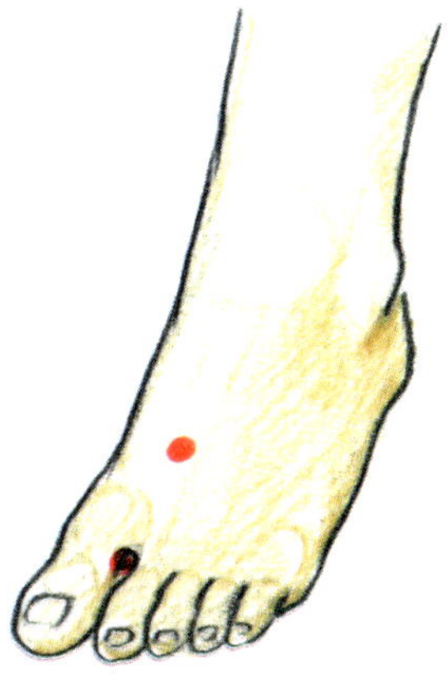

Abb. 43: Zwei hilfreiche Druckpunkte für eine ausgeglichene Gemütslage

Übung 13 Hilfe bei Wadenkrämpfen

Als weitere unangenehme Begleiterscheinung kommt es in der Schwangerschaft häufig zu Wadenkrämpfen. Durchblutungsstörungen, Überanstrengung und Ernährungsdefizite sind dafür verantwortlich.

Das können Sie tun:

- Achten Sie auf eine ausgewogene Ernährung.
- Dehnen Sie die Rückseite der Beine (den Blasen-Meridian) entweder stehend mit den Händen an die Wand gelehnt oder pressen Sie im Liegen bei angestellten Zehen die Fußsohle an die Bettkante.
- Lassen Sie sich zur Krampflösung die Yin-Yang-Streichung an den Beinen geben (siehe Kapitel »Es ist so weit – Shiatsu zur Geburtsunterstützung«, S. 111).
- Behandeln Sie sich selbst mit dem Druckpunkt **Bl 56** auf der Beinrückseite und ziehen Sie dabei die Zehen des betroffenen Beines zu sich heran.
- Sie können auch an beiden Beinen abwechselnd Druck auf folgende Punkte geben:
  Ma 36 = »Drei Entfernungen«
  Ga 31 = »Wind-Markt«
  Bl 56 = »Muskel-Stütze«

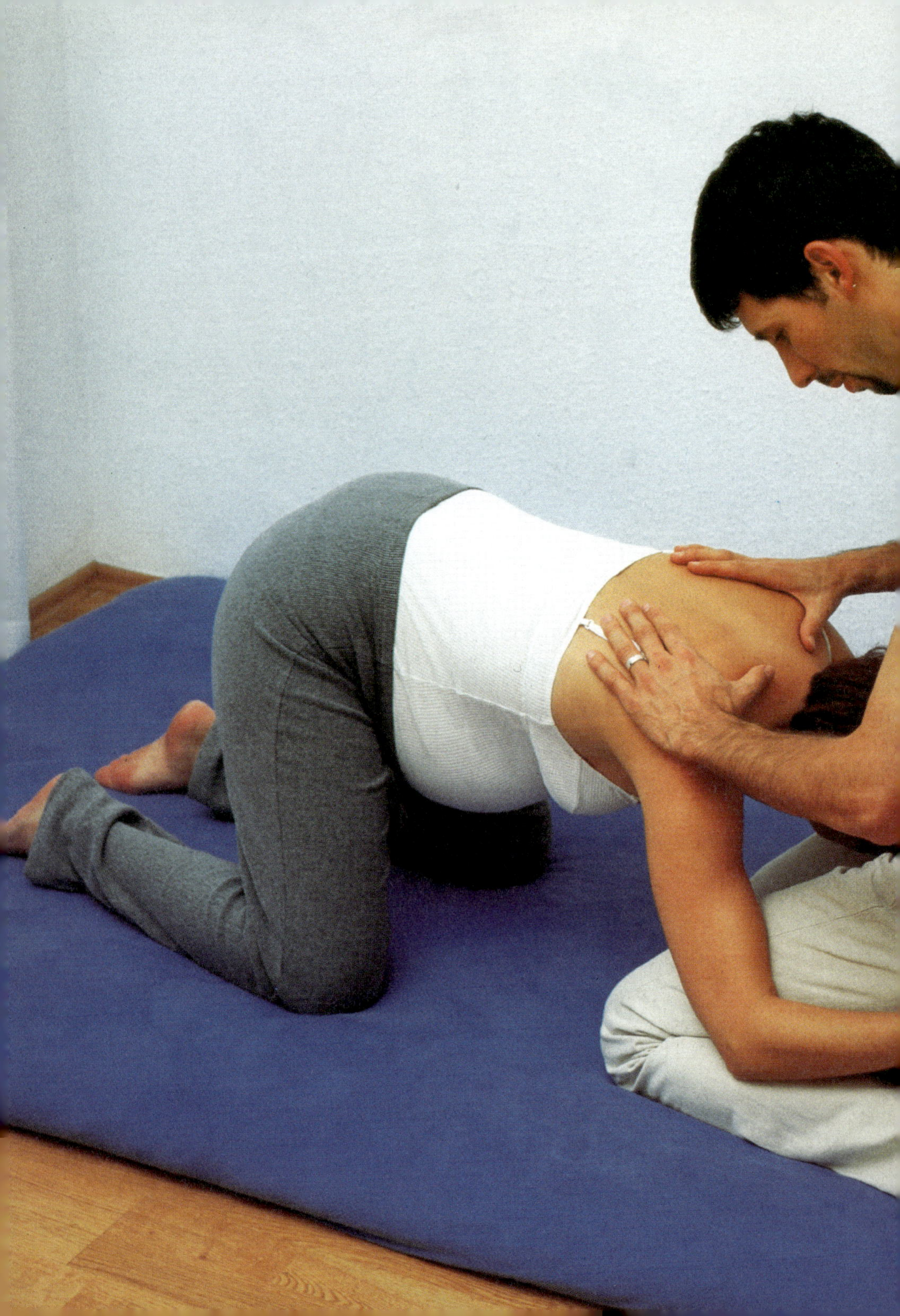

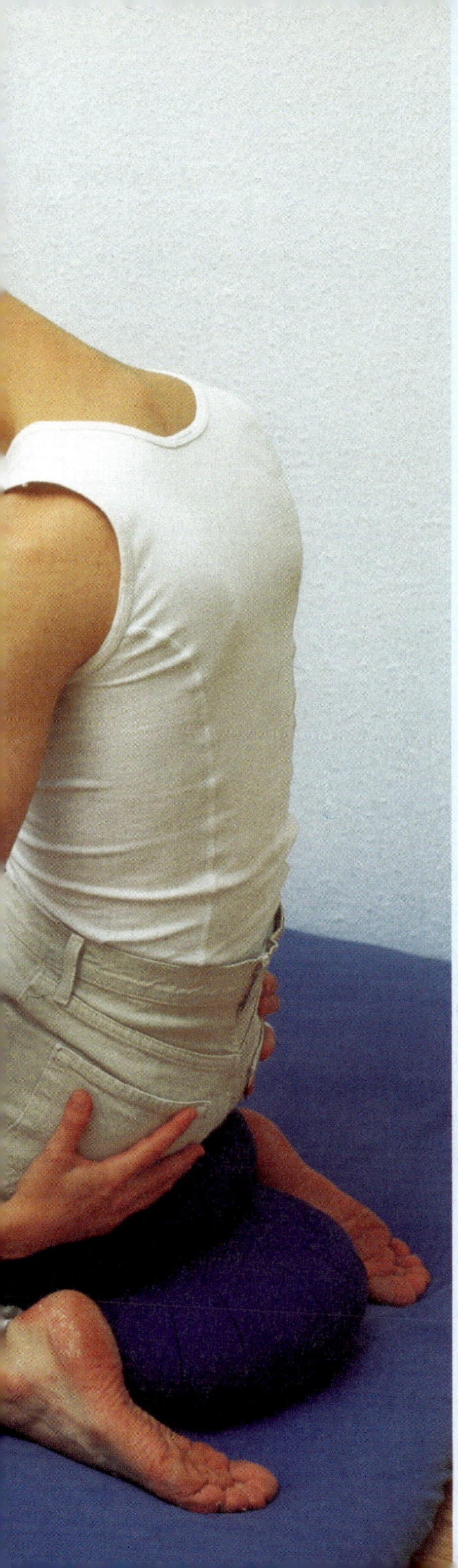

Es ist so weit – Shiatsu zur Geburtsunterstützung

Mit Shiatsu steht Ihnen eine ebenso einfache wie praktische Unterstützung in der Geburtssituation zur Verfügung. Ob Sie zu Hause oder in einer Klinik entbinden – Sie benötigen dazu nichts, was nicht ohnehin vorhanden wäre.

Wenn Ihnen die Vorbereitungsübungen aus den vorangegangenen Kapiteln vertraut sind, haben Sie schon gute Voraussetzungen, vor allem die längere Eröffnungsphase kraftschonend zu verarbeiten. Möchten Sie nur die geburtserleichternden Punkte verwenden, ist es ratsam, vorher einige Male zu üben, wo genau sie zu finden sind.

Jede Geburt ist anders

Obwohl jede Geburt ihre eigenen zeitlichen Abläufe hat, wird generell von bestimmten Geburtsphasen gesprochen. Auf den folgenden Seiten lernen Sie gezielte Unterstützungsmöglichkeiten für die jeweilige Phase kennen.

Die Zeit vom Beginn der ersten regelmäßigen Geburtswehen bis zum vollständig eröffneten Muttermund ist von sehr unterschiedlicher Dauer. Auch in ihrer Intensität wird sie verschieden erlebt. Versuchen Sie deshalb, sich in jeder Phase ganz nach dem eigenen Befinden und Ihren individuellen Bedürfnissen zu richten.

Die Eröffnungsphase

Wenn es Ihnen entspricht, bleiben Sie (so lange es möglich ist) in Bewegung, aber gönnen Sie sich auch reichlich Erholungsphasen. Mancher Geburtsverlauf gibt sogar Raum und Ruhe für kleine Schlafpausen. Energetisch betrachtet, bedeutet die Wehenphase einen heftigen Einsatz der Yang-Kräfte (siehe dazu Kasten »Yin und Yang«, S. 21). Eine starke Muskelaktivität setzt ein, die Körpertemperatur steigt, Hitze und Kraft nehmen zu – das Kind wird auf den Weg gebracht. Sie können diese Yang-Kraft unterstützen, indem Sie Ihr Yin (energetisches Potenzial) zulassen.

Das können Sie tun:

- Überlassen Sie sich diesem Prozess durch gleichmäßige Atmung, Ruhe und Geduld.
- Haben Sie sich mit Ihrem Partner schon im Verlauf der Schwangerschaft Shiatsu gegeben, so können Sie sich in dieser Phase besonders gut zur Entspannung und zum Kraftschöpfen die gewohnte Druckmassage geben lassen.
- Richten Sie Ihre Aufmerksamkeit während der Wehe auf die geübte Atmung zum Kind, um sich dann wieder den bekannten wohltuenden Berührungen hinzugeben.

Ihr Körper und Ihre Empfindungen werden sich an die gemeinsamen Behandlungszeiten und die Vorfreude auf das Baby erinnern und so formgebend und mit Entspannung reagieren.

- Dehnen Sie während der Behandlung ab und zu die Muskulatur der Beininnenseiten und die dort verlaufenden Yin-Meridiane (siehe dazu Übung 5, S. 50f. im Kapitel »Einzelübungen und Selbstbehandlung – Shiatsu als Solo«), um das Bewusstsein für den Raum, den das Baby bei der Geburt benötigt, zu verstärken (siehe Abb. 44). Ihr Partner wird in dieser gemeinsamen Wehenverarbeitung seine hilfreiche Unterstützung erleben können.

Allerdings besteht auch die Möglichkeit, dass Sie als Gebärende bei fortschreitender Wehentätigkeit keinerlei Massageberührung mehr möchten. Schon die Atemunterstützung und die Gewissheit, nicht allein gelassen zu sein, tun dann gut.

- Bitten Sie in diesem Fall Ihren Partner, nur bei Bedarf gezielten Druck auf die entsprechenden Punkte zu geben.

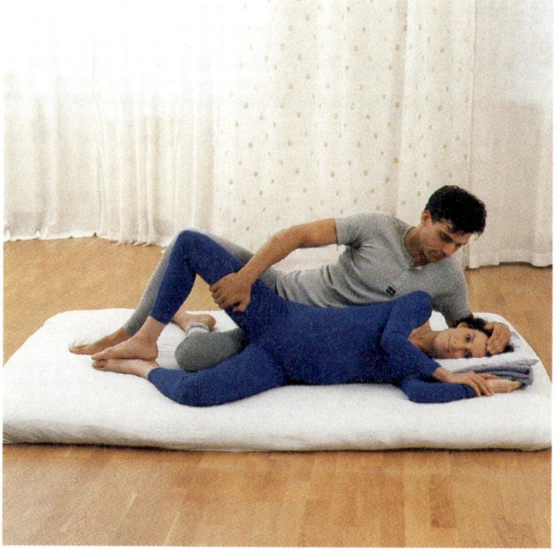

Abb. 44: So verarbeiten Sie die Wehen gemeinsam

Hilfe bei Wehenstillstand

Sogar nach Phasen regelmäßiger Wehentätigkeit kann es ohne erkennbaren Grund zu anhaltendem Wehenstillstand kommen. Auch wenn Sie nicht mehr aufstehen wollen oder dürfen, müssen Sie nicht tatenlos abwarten.

Das können Sie tun:

- Geben Sie kräftigen Daumen-Druck auf den Punkt **Mi 6** an beiden Beinen (Abb. 45, siehe auch Kasten »Bedeutung einzelner Druckpunkte«, S. 47).

Das wirkt auf die Gebärmuttermuskulatur.

Hilfe bei schleppender Eröffnungsphase

Häufig werden Frauen, die länger als 8–10 Stunden für die Eröffnungsphase brauchen, ohne nähere Erklärung an den Wehentropf angeschlossen. Die folgenden Kontraktionen sind viel stärker und damit schwieriger zu meistern. Doch es gibt eine sanfte und natürliche Alternative.

Das können Sie tun:

- Geben Sie auch hier kräftigen DD auf den Punkt **Mi 6.**
- Eine Moxenbehandlung wirkt an diesem Punkt ebenfalls stimulierend.
- Mit Druck auf den Punkt **Ni 3,** siehe auch Kasten »Bedeutung einzelner Druckpunkte«, S. 47)
- oder mit einer Fußbehandlung (siehe »Shiatsu für den Fuß«, S. 72 ff. im Kapitel »Die Paarbehandlung – Shiatsu zu zweit«) können Sie den Geburtsverlauf zusätzlich unterstützen.

Hilfe bei erschöpfend langer Wehendauer

Krampflösende und schmerzstillende Medikamente haben stets Nebenwirkungen (z. B. Schläfrigkeit). Außerdem gelangen sie über Plazenta und Nabelschnur auch zum Kind.

Das können Sie tun:

- Geben Sie nacheinander unterstützenden Druck auf folgende Punkte:
  Ga 30 = »In den Reifen springen«
  Ga 31 = »Wind-Markt«
  Ma 36 = »Drei Entfernungen«
  Bl 60 = »Tibetischer Berg«

So regen Sie die Durchblutung in Unterleib und Beinen an und wirken lindernd auf Krämpfe und ins Kreuzbein ausstrahlende Schmerzen.

Hilfe bei krampfartigen Schmerzen in den Beinen und kalten Füßen

Durchblutungsstörungen in den Beinen machen sich häufig sehr unangenehm bemerkbar. Wärme hilft zu entspannen und wirkt Verkrampfungen entgegen.

Das können Sie tun:

- Achten Sie auf warme Füße (Wollsocken) und bitten Sie Ihre Begleitperson, die Beine kräftig in der nachfolgend beschriebenen Weise auszustreichen:

Yin-Yang-Streichung der Beine

- Setzen Sie sich mit gestreckten Beinen hin und lehnen Sie Ihren Rücken zur Unterstützung an eine Wand.
- Die Begleitperson (es können auch 2 Personen je ein Bein ausstreichen) streicht nun rhythmisch und unter festem Druck mit einer Hand die Beininnenseite aufwärts und mit der anderen Hand gleichzeitig die Beinaußenseite abwärts aus.
- Führen Sie diese Behandlung an beiden Beinen so lange geduldig durch, bis ein warm kribbelndes Gefühl spürbar wird. (Diese Massage eignet sich eher für die Wehenpausen.)

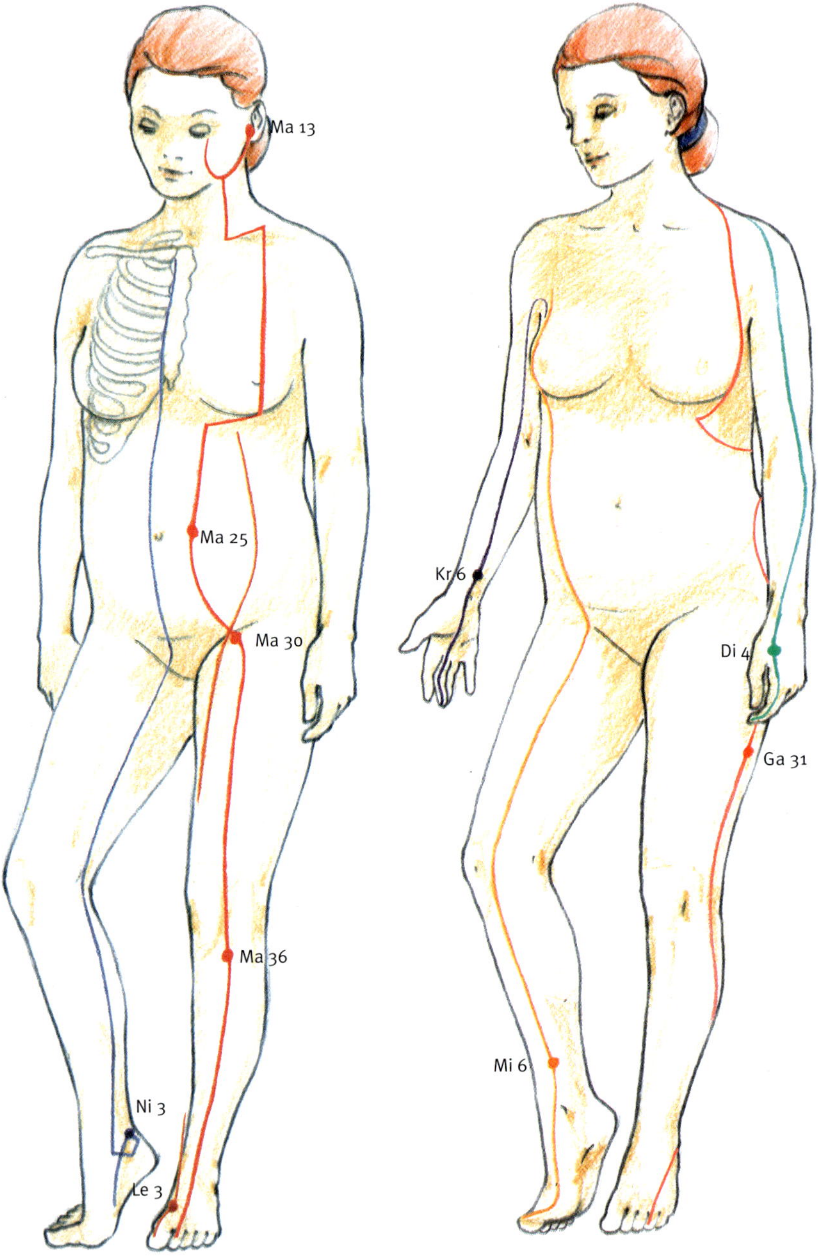

Ma 13
Ma 25
Ma 30
Ma 36
Ni 3
Le 3
Kr 6
Di 4
Ga 31
Mi 6

Figur ganz links:
- Nieren-Meridian
- Magen-Meridian
- Leber-Meridian

Punkte:

Ni 3	zwischen Achillessehne und Fußknöchelspitze
Ma 36	3 Finger unter dem Knie
Le 3	zwischen 1. und 2. Zehe
Ma 7	Ende des Ober- und Unterkiefergelenks
Ma 25	2 Finger neben dem Nabel
Ma 30	in der Seitenbeuge, 4 Finger neben dem Schambein
Ma 36	3 Finger unter dem Kniegelenk

Figur links:
- Milz-Meridian
- Gallen-Meridian
- Dickdarm-Meridian
- Kreislauf-Meridian

Punkte:

Mi 6	4 Finger über dem inneren Fußknöchel
Di 4	Vertiefung am Ende des Mittelhandknochens zwischen Daumen und Zeigefinger
Kr 6	3 Finger über dem Handgelenk, Mittellinie

Figur rechts:
- Blasen-Meridian
- Gallen-Meridian
- Lenkergefäß

Punkte:

Bl 60	zwischen Achillessehne und Außenknöchel
Ga 31	2 Finger unter Mittelfinger der hängenden Hand am Oberschenkel, Außenseite
Bl 10	rechts und links 1 Finger neben der Halswirbelsäule, Schädelbasis
Ga 20	rechts und links Schädelbasis in der Vertiefung neben dem Kopfdrehermuskel
Ga 21	auf dem Schulterrand, Mitte zwischen Halswirbelsäule und Schultergelenk
LG 20	Scheitelhöhe
Bl 67	Nagelfalz der Kleinzehe

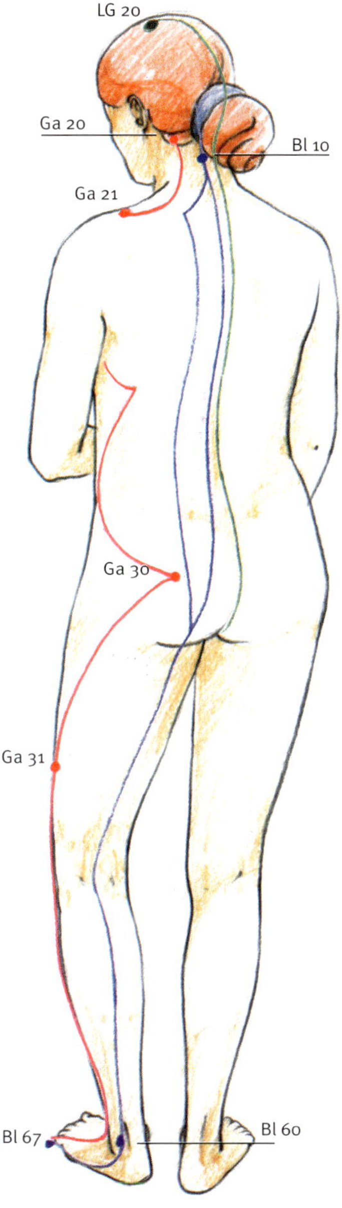

Abb. 45: Diese Punkte benötigen Sie möglicherweise während der Geburtsphasen. Kopieren Sie beide Seiten und nehmen Sie sie als »Spickzettel« zur Geburt mit

Hilfe zur Schmerzlinderung in der 1. Wehenphase

Für diese Druckmassage zur Linderung von Schmerzen im unteren Rücken bietet sich die bequeme Seitenlage an. Denken Sie daran, sich nicht gegen den Körper und seine Empfindungen zu wehren, sondern mit dem Schmerz zu arbeiten.

Das können Sie tun:

- Legen Sie eine Hand auf die Schulter der Partnerin und drücken Sie dabei mit dem Daumen unterhalb der Schulter neben die Wirbelsäule.
- Mit dem Handballen der anderen Hand geben Sie fest schiebenden Druck auf die Kreuzbeinplatte (siehe Abb. 46).
- Ergänzen Sie die Anwendung durch vibrierenden Druck mit dem Daumen der zweiten Hand in den Kreuzbeinöffnungen.

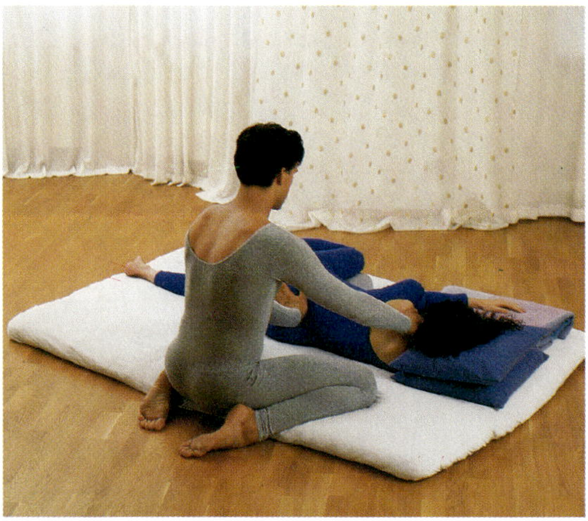

Abb. 46: Mit Vollhand-Druck auf das Kreuzbein den Schmerz der 1. Wehenphase lindern

Praxistipp

Für Frauen, die sich in unterstütztem Vierfüßlerstand wohler fühlen, kann auch so DD auf dem Kreuzbein gut angewandt werden. Unter Umständen ist es außerdem möglich, diese Punkte mit dem Ellenbogen zu stimulieren.

Hilfe zur Schmerzlinderung in der 2. Wehenphase

Nachdem der Muttermund sich schon einige Zentimeter geöffnet hat, hilft diese Form des Druckes, die stärkeren Kontraktionen der Gebärmutter zu verarbeiten.

- Das können Sie tun:

a) Kombinierten Druck auf Schädelbasis und Kreuzbein geben

- Nehmen Sie die Seitenlage ein.
- Ihr Partner drückt nun abwechselnd mit Daumen und Zeigefinger auf folgende Punkte:
  Bl 10 = »Himmels-Säule«
  Ga 20 = »Wind-Teich«
- Mit der zweiten Hand gibt er gleichzeitig punktuellen Druck (DD) auf die Kreuzbeinpunkte.
- Druck und Schub gehen dann in eine runde Dehnung nach vorne, bis die Wehe abgeklungen ist.

b) Gleichzeitigen Druck auf die Schädelbasis und den Punkt Mi 6 (siehe auch Kasten »Bedeutung einzelner Druckpunkte«, S. 47) geben

- Nehmen Sie auch hier die Seitenlage ein.
- Ihr Partner gibt nun während der Wehe DD in einer Punktlinie am unteren Schädelrand.
- Mit der zweiten Hand übt er kräftigen DD auf den Punkt **Mi 6** aus.
- Während der nächsten Wehe stimuliert er den Punkt **Mi 6** am anderen Bein.

Die Übergangsphase

Nun haben Sie als Gebärende schon eine große Strecke zurückgelegt bis zu dem glücklichen Moment, wo Sie Ihr Baby endlich im Arm halten. Beständige Atemunterstützung und ermutigender Zuspruch helfen Ihnen, die unter Umständen kräftigen Übergangswehen zu leisten, und motivieren Sie bei Erschöpfungsgefühlen.

Das können Sie tun:

- Lassen Sie sich mehrmals kräftig Druck auf folgende Punkte geben:
  Ma 36 = »Drei Entfernungen«
  Di 4 = »Talbegegnung«

Der Druck sollte auf jeder Körperseite gleichzeitig erfolgen. Das wirkt sich positiv auf Ihre psychische Verfassung (Nicht-aufgeben-Wollen) und den Geburtsverlauf aus.

- Ergänzend kann Ihr Partner VD und DD auf den Nieren-Meridian ausüben.

Hilfe bei Übelkeit und Brechreiz

Bei manchen Frauen kann es zu Übelkeit und Brechreiz kommen, sei es aus Erschöpfung oder als Reaktion auf erhaltene Medikamente.

Das können Sie tun:

- Ihr Partner gibt Druck auf folgenden Punkt; siehe auch Kasten »Bedeutung einzelner Druckpunkte«, S. 47):
  Le 3 = »Höchster Angriffspunkt«

Hilfe bei erschwerter Geburt

Unregelmäßige und heftige Wehen, die Sie als Gebärende zu überrollen drohen, können den Geburtsverlauf erheblich erschweren. Der Vierfüßlerstand ist hier unter Umständen eine hilfreiche Alternative zum Liegen auf dem Rücken oder der Seite.

Das können Sie tun:

- Ihr Partner kann Sie durch Druck auf folgende Punkte wirkungsvoll entlasten:
  Ga 21 = »Schulter-Brunnen«
  Kr 6 = »Innen-Grenze«

Beide Punkte lassen sich gut in hockender Position oder im Vierfüßlerstand erreichen (siehe Abb. 47).

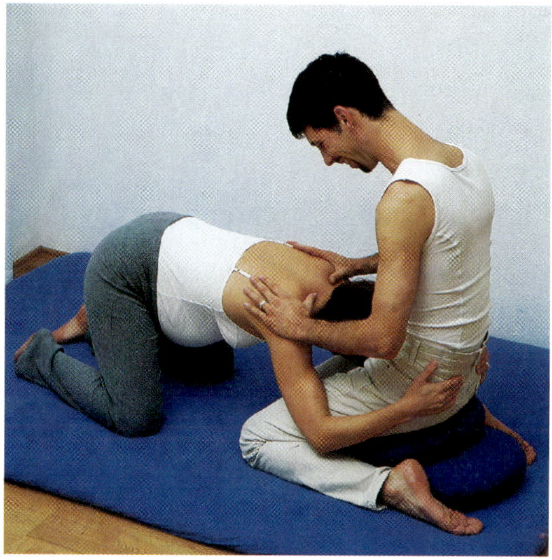

Abb. 47: Im Vierfüßlerstand gemeinsam die Geburt vorantreiben

Hilfe bei Verspannungen im Vaginal- und Beckenbodenbereich

Vermutlich ist Ihnen der direkte Zusammenhang von Mund- und Beckenbodenmuskulatur aus der Geburtsvorbereitung bekannt. Muskelverspannungen im einen Bereich wirken sich auf den anderen aus und verstärken so das Schmerzempfinden. Doch dieser Kreislauf lässt sich durchbrechen.

Das können Sie tun:

- Beißen Sie in der Wehe nicht die Zähne zusammen, sondern halten Sie die Mund- bzw. Gesichtsmuskulatur locker und weich.
- Öffnen Sie bei der Ausatmung den Mund und massieren Sie mit den Fingerspitzen Mund und Wangen. Schneiden Sie zur Lockerung der Muskulatur ruhig ein paar Grimassen.
- Geben Sie unterstützend Druck auf den Punkt **Ma 7.**
- Die Öffnung des Geburtsweges kann Ihr Partner auch durch Massieren des Scheitels begünstigen. (Jedoch wird in dieser Geburtsphase solcher Druck auf dem Steuermeridian nicht von allen Frauen toleriert.)

- Druck auf den höchsten Punkt des Scheitels **LG 20** (siehe auch Kasten »Bedeutung einzelner Druckpunkte«, S. 47) wirkt beruhigend. Hier kann auch gleich zu Beginn der Geburt eine Akupunkturnadel gesetzt werden.

Hilfe zur Schmerzlinderung vor den Presswehen

Shiatsu bietet Ihnen Möglichkeiten, das Schmerzempfinden im gesamten Beckenbereich zu dämpfen und so die Geburtsbestrebungen günstig zu beeinflussen. Alle infrage kommenden Druckpunkte lassen sich in jeder Position, die für Sie als Gebärende förderlich ist, gut erreichen. Entscheiden Sie sich also für die Stellung, die Ihnen jeweils am meisten Erleichterung verschafft.

Das können Sie tun:

- Lassen Sie sich (wie schon zur Schmerzlinderung in der 2. Wehenphase beschrieben) abwechselnd auf folgende Punkte am Schädelbasisrand Druck geben, wobei die Halswirbelsäule leicht auseinander geschoben wird:
  Bl 10 = »Himmels-Säule«
  Ga 20 = »Wind-Teich«
- Mit dem Daumennagel der zweiten Hand drückt Ihr Partner nun den Punkt **Bl 67** (siehe Kasten »Bedeutung einzelner Druckpunkte«, S. 46).
- Wirken Sie lange und intensiv durch wiederkehrenden spitzen Druck auf diese Punkte an beiden Füßen ein.

Die Austreibungsphase

Ihr Kind wird geboren! Lassen Sie sich besonders in dieser Phase, in der Sie aktiv hinausdrücken, von Ihrem Partner den Rücken stärken. Da hilft enger Körperkontakt, der Ihren Rücken stützt und unter Umständen aufrecht hält. Eine Ihnen entsprechende Geburtshaltung und der richtungweisende Beistand Ihrer Hebamme werden Sie ermutigen, die kräftige Arbeit der Presswehen zu leisten.

Das können Sie tun:

- Erlauben Sie Ihrem Partner, Verspannungen im Nacken in den Wehenpausen sanft auszumassieren.
- Winkeln Sie die Beine an. Die Schubkraft kann durch Druck auf den Punkt **Ma 36** noch verstärkt werden (gleichzeitig unter beiden Knien drücken).
- Auch die Kombination folgender Druckpunkte wirkt jetzt unterstützend:
  Ma 36 = »Drei Entfernungen«
  Bl 67 = »Erreichung des Yin«

Die Nachgeburtsphase

Mit großer Freude und Dankbarkeit halten Sie Ihr Baby nun in den Armen, und unter meist geringer Wehentätigkeit wird etwas später die Plazenta geboren.

Das können Sie tun:

- Unterstützen Sie diesen Prozess wirksam durch Druck auf folgende Punkte:
  Ma 25 = »Türangel des Himmels« (leichte Lösung der Plazenta)
  Ma 30 = »Atemstoß« (verzögerte Nachgeburt)
  Mi 6 = »Treffpunkt der 3 Yin« (starke Nachblutung)
  Ga 21 = »Schulter-Brunnen« (Wehentätigkeit anregen)
  Le 3 = »Höchster Angriffspunkt« (Schmerzen und Schwäche der Gebärmutter)

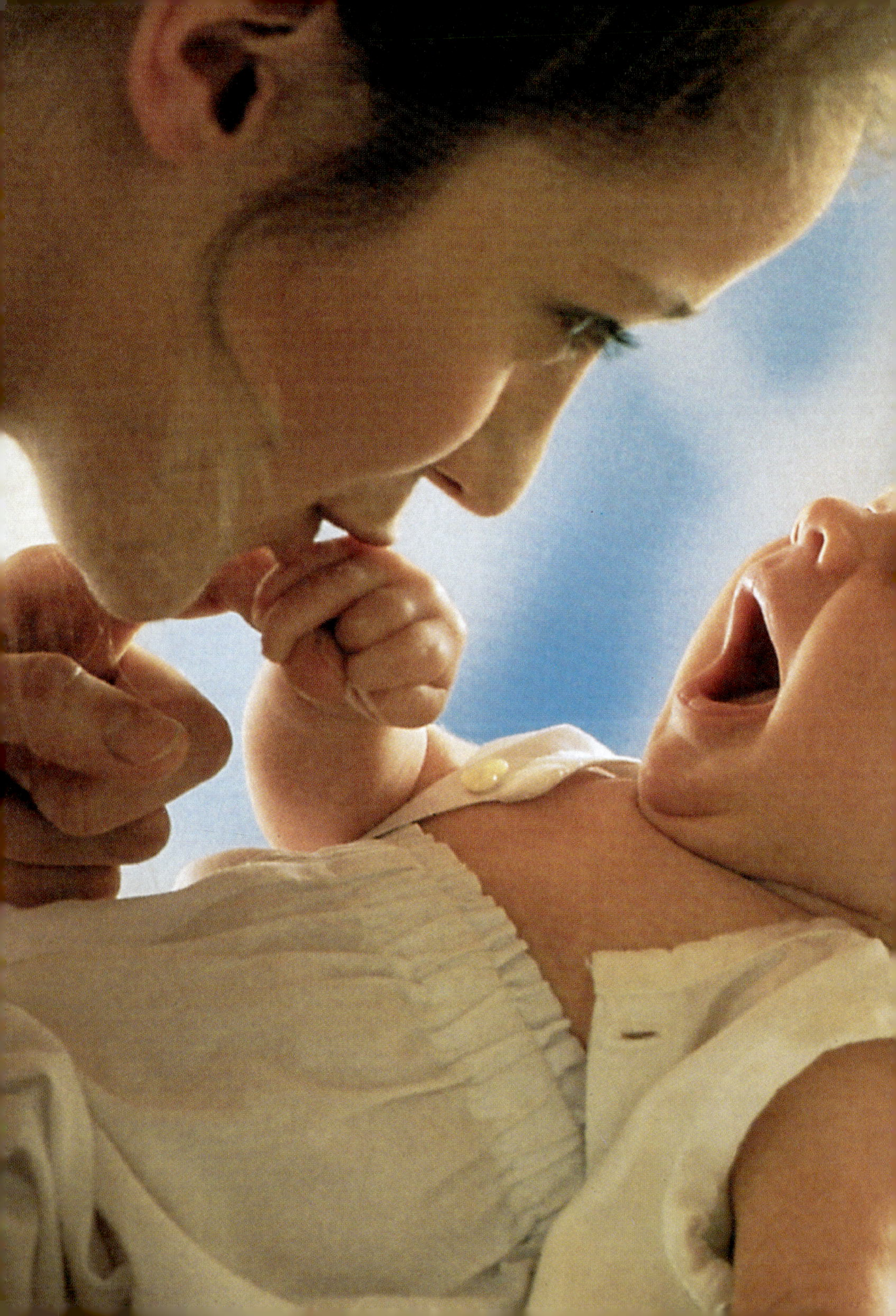

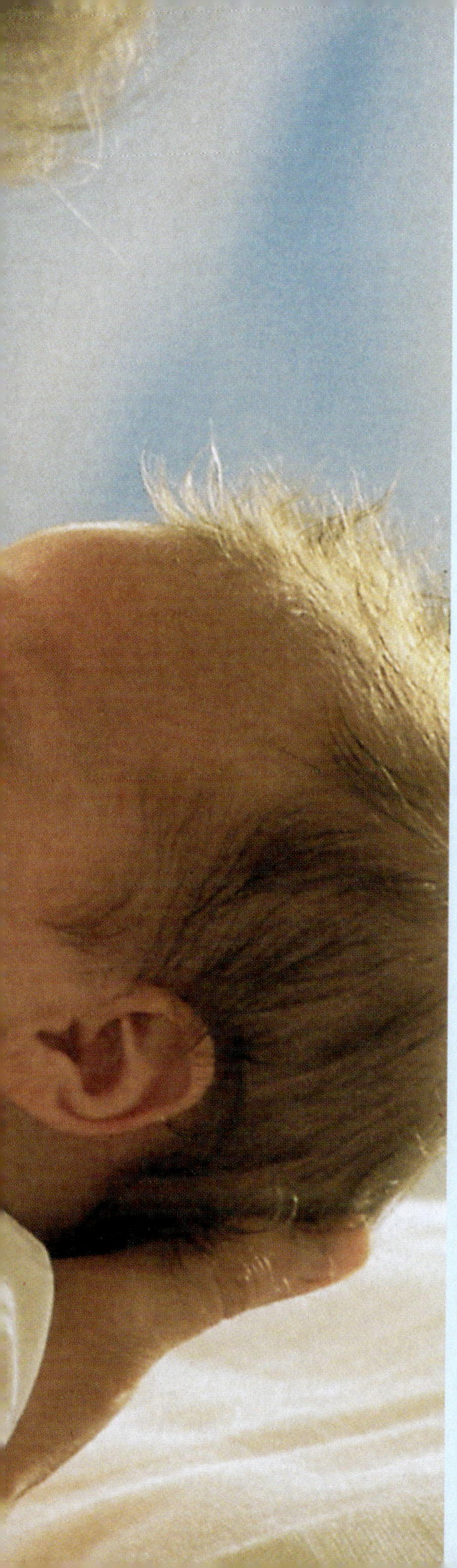

Wenn das Baby da ist – Shiatsu nach der Geburt

Schwangerschaft und Geburt liegen hinter Ihnen – Ihr Baby ist da. Nun können Sie Shiatsu vergessen? Keineswegs. Ob Sie anschließend stillen, etwas für die Rückbildung der beanspruchten Muskulatur oder gegen das gefürchtete Wochenbett-Tief tun möchten – Shiatsu kann Ihnen auch dabei gute Dienste leisten.

Was so wohl tut, müsste eigentlich auch der neue Erdenbürger genießen können. Mit Shiatsu fürs Baby entdecken Sie eine weitere Form liebevoller Zuwendung und stärken gleichzeitig die Eltern-Kind-Beziehung.

Nach der Entbindung

In den ersten glücklichen Momenten nach der Entbindung werden Sie mit aller Aufmerksamkeit bei Ihrem Baby sein, das Sie wahrscheinlich sehr bewegt in den Armen halten. Doch auch Ihr Körper ist ganz bei der Sache – bei seiner Aufgabe, den Geburtsvorgang zu Ende zu bringen. Nachdem sich die Plazenta abgelöst hat, beginnt schon die Rückbildungstätigkeit der Gebärmutter mit den Wehen nach der Geburt.

Hilfe bei der Gebärmutterrückbildung und den Nachwehen

Nachwehen sind notwendige Muskelkontraktionen der Gebärmutter zur Rückbildung auf ihre ursprüngliche Größe. Diesen Prozess fördern Sie am besten, indem Sie Ihr Baby gleich nach der Geburt zum Trinken an die Brust legen.

Das können Sie tun:

- Bei starken ziehenden Beschwerden arbeiten Sie mit folgenden Druckpunkten (siehe auch Kasten »Bedeutung einzelner Druckpunkte«, S. 46 f.):
  Ma 36 = »Drei Entfernungen«
  Mi 6 = »Treffpunkt der 3 Yin«
  Di 4 = »Talbegegnung«
  KG 4 = »Tor des Ursprunges«
  Ni 16 = »Zustimmungspunkt der Lebenszentren«

So regen Sie die Energie der Unterleibsorgane an, stärken die notwendige Blutbildung und unterstützen besonders die Gebärmutterrückbildung.

Ki-stärkende Kraftbrühe nach der Geburt

Eine Kraftbrühe im wahrsten Sinne des Wortes! Sie wird Ihnen nach der Geburt besonders gut tun. Lassen Sie sich ruhig damit verwöhnen. Das Rezept ist denkbar einfach.

Was Sie brauchen (und wie's wirkt)

- 1 frisches Huhn oder 1–1,5 kg Rindfleisch (stärkt die Lebensenergie und das Knochenmark)
- 3 Möhren (löst Stauungsgefühle und unterstützt die Milz)
- 3 Kartoffeln oder Steckrüben (beugt Entzündungen vor, hilft bei Abflussstörungen im Brustraum)
- 1 Bund Petersilie (kräftigt und belebt)

Wie wirds gemacht?

- alles ca. 3 Std. in reichlich Wasser kochen (die lange Kochdauer erhöht die stärkende Wirkung!)
- die Brühe abgießen und eventuell überschüssiges Fett abschöpfen

Was Sie davon erwarten dürfen

Die Suppe läßt Ki (Lebensenergie) aufsteigen und wirkt so Erschöpfung oder Niedergeschlagenheit nach der Geburt entgegen. Eine rasche Regeneration und ungetrübte Freude über Ihr Baby sind die Folgen.

Gehts auch vegetarisch?

Kein Problem. Geben Sie statt Fleisch jeweils entweder

- ca. 200 g Sellerie (beruhigt die Leber, stabilisiert den Kreislauf)
- ca. 200 g Spargel (kräftigt die Blutbildung)
- ca. 200 g Mangold (stillt starke Blutungen)

dazu.

Übrigens: Fleisch wird in der chinesischen Medizin als besonderes Stärkungsmittel und nicht als täglich notwendiger Nahrungsbestandteil angesehen.

Tipps zur Anwendung

Genießen Sie zur Kräftigung täglich 2–3 große Tassen der fertigen Brühe. Wiederholen Sie bei Bedarf diese Trink-Kur während der gesamten Stillperiode.

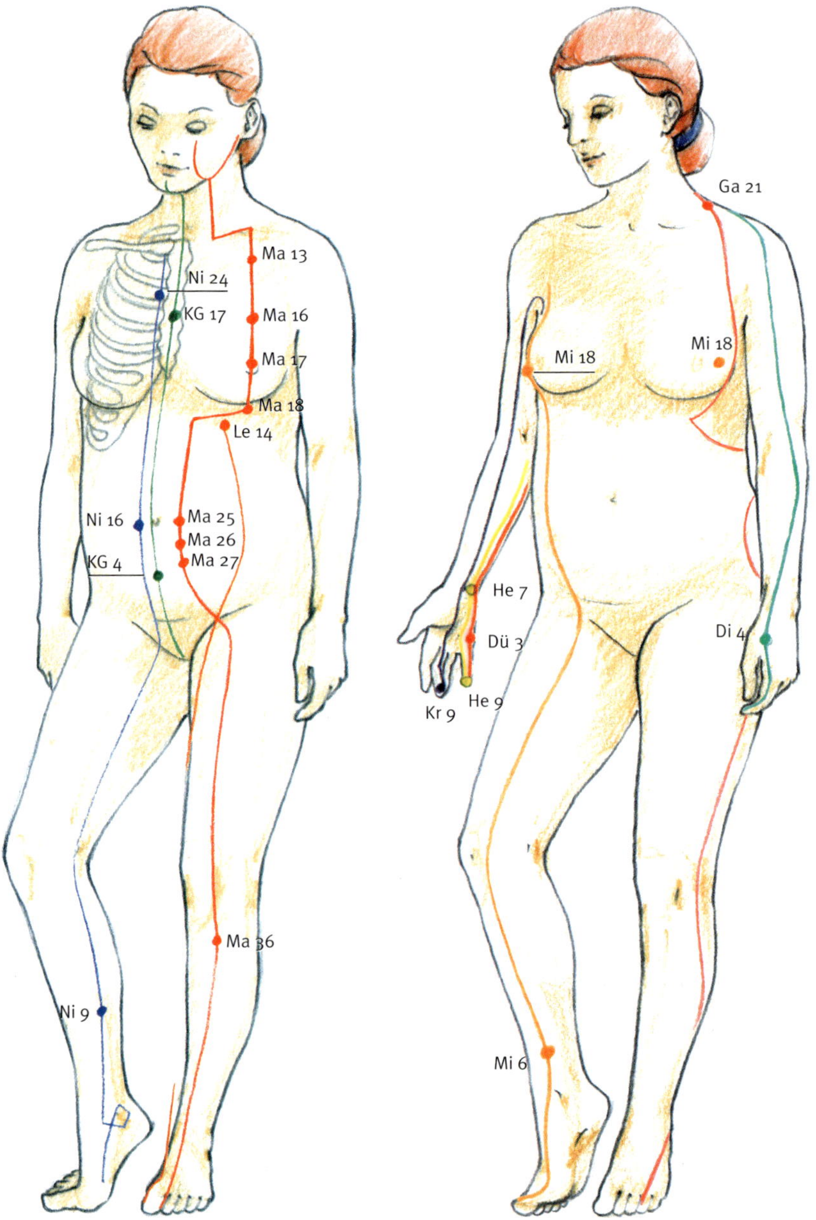

Abb. 48: Diese Punkte könnten Ihnen nach der Geburt wichtig werden

Figur ganz links:
- Magen-Meridian
- Konzeptionsgefäß
- Nieren-Meridian
- Leber-Meridian

Punkte:

Ma 36	3 Finger unter dem Kniegelenk
KG 4	Mitte zwischen Nabel und Schambeinknochen
Ni 16	direkt neben dem Nabel
KG 17	Mitte des Brustbeins
Ma 18	unterer Rand der Brust
Ma 17	Brustwarze
Ma 16	3. Zwischenrippenraum
Ma 13	unter dem Schlüsselbein am Rippenrand
Le 14	6. Zwischenrippenraum
Ni 9	vor dem Wadenansatz
Ni 24	3 Finger unter Brustbeinmitte
Ma 25	2 Finger neben dem Nabel
Ma 26	1 Finger darunter
Ma 27	1 Finger darunter

Figur links:
- Milz-Meridian
- Dickdarm-Meridian
- Gallen-Meridian
- Herz-Meridian
- Dünndarm-Meridian
- Kreislauf-Meridian

Punkte:

Mi 6	4 Finger über innerem Fußknöchel
Di 4	Vertiefung am Ende des Mittelhandknochens, zwischen Daumen und Zeigefinger
Ga 21	Schulterrand zwischen Halswirbelsäule und Schultergelenk
Mi 18	außen neben der Brustwarze
He 7	Handgelenkfalte Kleinfingerseite
He 9	Kleinfingernagelfalz innen
Dü 3	Handseite bei geschlossener Hand an der unteren Falte
Kr 9	Nagelfalz Mittelfinger (Zeigefingerseite)

Figur rechts:
- Blasen-Meridian

Punkte:

Bl 17	8. Zwischenrippenraum
Bl 18	9. Zwischenrippenraum
Bl 20	11. Zwischenrippenraum

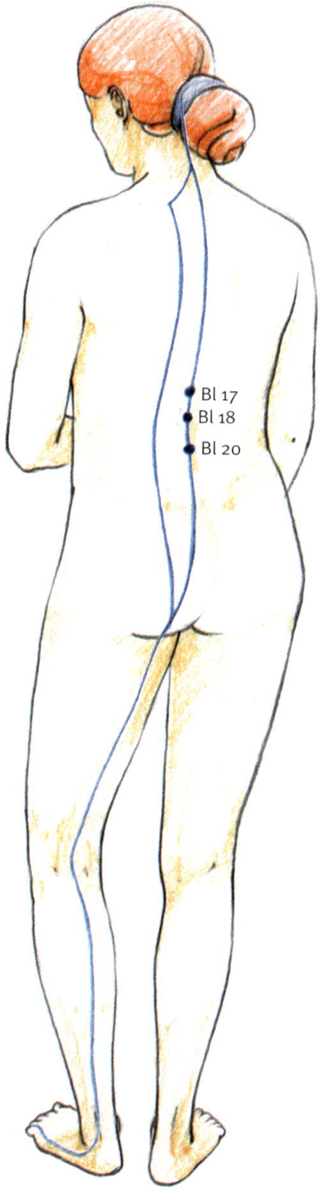

Die Milchbildung

Bei einer Shiatsu-Behandlung können Sie sich herrlich entspannen und sich Zeit für die eigenen Bedürfnisse einräumen. Neben reichlich Flüssigkeitsaufnahme sind dies die besten Voraussetzungen für eine gute Milchbildung.

Ein paar einfache Maßnahmen und einige zusätzliche Punkte in Ihrer Shiatsu-Massage helfen Ihnen, die Milchbildung zu stimulieren.

● Das können Sie tun:

- Achten Sie beim Stillen grundsätzlich auf eine gute, unterstützte Körperhaltung, damit sich Rücken, Schulter, Nacken und Arme nicht verkrampfen. So können Sie sich ganz in den Anblick Ihres zufrieden trinkenden Babys vertiefen.

Hilfe für den Milcheinschuss

Selbstverständlich ist es am besten, das Baby gleich nach der Geburt an die Brust zu legen und nach Bedarf saugen zu lassen. Achten Sie jedoch darauf, dass Ihre noch empfindlichen Brustwarzen nicht überstrapaziert werden.

● Das können Sie tun:

- Lassen Sie sich zur Unterstützung ausgiebig die Schultern massieren.
- Ihr Partner kann außerdem Druck auf folgenden Punkt geben:
  Ga 21 = »Schulter-Brunnen«

Hilfe bei schwachem Milchfluss

In der fernöstlichen Medizin wird hier je nach dem Gesamtbefinden der Mutter unterschiedlich eingewirkt.

a) Bei blasser Hautfarbe der Stillenden, dazu mangelndem Appetit, weicher Brust und großem Blutverlust während der Geburt werden Punkte zur Unterstützung der Blutbildung und der Gesamtkonstitution behandelt, um den Milchfluss anzuregen.

Das können Sie tun:

- Massieren Sie Ihrer Partnerin den Lendenwirbelbereich.
- Geben Sie Druck auf folgende Punkte:
  Bl 17 = »Beifallspunkt des Zwerchfelles«
  Bl 18 = »Beifallspunkt der Leber«
  Bl 20 = »Beifallspunkt der Milz«

b) Manchmal liegt auch ursächlich eine Energieblockade vor mit Symptomen wie geschwollener Brust, schwerer Atmung, Verstopfung und emotionalen Spannungen.

Das können Sie tun:

- Massieren Sie sanft die Brust.
- Arbeiten Sie mit folgenden Druckpunkten:
  KG 17 = »Mitte der Brust«
  Ma 18 = »Brustwurzel«

So geht das Stillen leichter.

- Generell unterstützend für die stillende Mutter wirkt der Druck auf folgende Punkte:
  Mi 18 = »Himmelsschlucht«
  Le 14 = »Zeit-Tor«
  Ma 13 = »Atemtüre«
  Ma 16 = »Falkenfenster«
  Ma 17 = »Brustmitte«

Hilfe bei Milchstau

Die Milch fließt nur zögernd, die Brust fühlt sich sehr fest an und schmerzt bei Berührung. Das Baby kann aufgrund der Spannung im Brustgewebe die Brustwarze zum Saugen kaum fassen.

Das können Sie tun:

- Vermeiden Sie den Genuss von stark gewürzten Speisen.
- Streichen Sie die Brust geduldig aus.

- Massieren Sie verhärtete Stellen geschmeidig und legen Sie Ihr Baby trotz des starken Spannungsgefühls an.
- Massieren Sie besonders folgende Punkte :
  Le 14 = »Zeit-Tor«
  Ma 36 = »Drei Entfernungen«

Vorsicht – Brustentzündung!

Achten Sie auf erste Entzündungszeichen wie Hitze, Rötung, Schwellung und zögern Sie keinesfalls zu lange, sich fachkundig beraten und behandeln zu lassen, wenn sich eine Brustentzündung (Mastitis) entwickeln sollte. Anzeichen hierfür sind neben der gestauten Brust häufig Gliederschmerzen wie bei einer Grippe sowie ein rascher Temperaturanstieg, oft bis 40° C.

Das Wochenbett-Tief (»Babyblues«)

Für viele Frauen bedeutet die hormonelle Umstellung wenige Tage nach der Geburt ihres Babys ein Wechselbad der Gefühle. Das Hin und Her zwischen freudiger Erregung und diffusen Zukunftsängsten verunsichert und lässt die Tränen fließen.

Das können Sie tun:

- Gönnen Sie sich die Ruhe, die Sie benötigen. Schieben Sie alle größeren Anforderungen neben der Versorgung des Neugeborenen beiseite und lassen Sie sich mit Ihrem Kind auch mal richtig verwöhnen.
- Liebevolle Berührungen stärken und eine einfühlsame Kopf-, Nacken- und Schulterbehandlung beruhigt.
- Die Behandlung der Yin-Meridiane am Bein wird Sie kräftigen.
- Entschließen Sie sich zu sanften Körperübungen (wie im Weiteren beschrieben) und geben Sie unterstützend Druck auf folgende Punkte:
  He 7 = »Göttliches Tor«
  He 9 = »Geringer Angriffspunkt«
  Dü 3 = »Hintere Schlucht«
  Ni 9 = »Deichbau«
  Ni 24 = »Geist-Leere«

Kräftigende Übungen zur Rückbildung der Muskulatur

Beginnen Sie mit wenigen leichten Übungen und überfordern Sie sich vor allem am Anfang nicht. Starten Sie mit Ihrem persönlichen Übungsprogramm am besten im Bett. Regelmäßiges, gezieltes Training ist einem Kraftakt alle paar Tage in jedem Fall vorzuziehen. Erfahrungsgemäß ist es nicht immer einfach, eine bestimmte Uhrzeit dafür zu reservieren, wenn das Baby noch keinen erkennbaren Wach-Schlaf-Rhythmus gefunden hat. Geben Sie trotzdem nicht auf, sich täglich den erforderlichen Freiraum zu schaffen, denn die leichte Körperarbeit wird Ihr persönliches Wohlbefinden deutlich fördern.

Praxistipp

- Vermeiden Sie größere Belastung, sie schadet eher der Muskulatur.
- Ausschlaggebend für Anzahl und Zeitaufwand bei den Übungen sind Ihr persönliches Maß und Befinden.
- Üben Sie regelmäßig und steigern Sie allmählich die Anforderungen.
- Haben Sie Geduld mit sich, wenn zu Beginn von Muskelanspannung noch kaum etwas zu bemerken ist.

In den ersten Tagen nach der Entbindung

Ein paar gezielte Übungen helfen Ihnen schon in dieser Phase, sich in Ihren »alten« Dimensionen zu spüren und zu mobilisieren. Ihr Körper gehört jetzt wieder ganz Ihnen – und er hat sich verändert. Gehen Sie auf Entdeckungsreise und erfahren Sie behutsam neue Möglichkeiten.

Übung 1 Den Bauchraum neu wahrnehmen

Nachdem Ihr Baby geboren ist, reduziert sich nicht automatisch sofort der Bauch auf seinen vorschwangerschaftlichen Zustand. Das gedehnte Gewebe benötigt Zeit und Ansprache zur Rückbildung. Zunächst wird sich der gesamte Bauchraum weich und wenig muskulär anfühlen.

So gehen Sie vor:

- Üben Sie zunächst in Rückenlage mit angestellten Beinen.
- Streichen Sie den Bauch liebevoll im Uhrzeigersinn aus. Vermeiden Sie dabei ein Ziehen und Zerren der Bauchdecke; geben Sie stattdessen ganz dezenten Druck mit dem Handballen.
- Fühlen Sie mit den Fingerspitzen, wie weich und nachgiebig das Gewebe ist; es hat eine große Dehnleistung vollbracht.
- Atmen Sie (wie in Übung 3, »Der fließende Atem«, S. 43 ff. im Kapitel »Einzelübungen und Selbstbehandlung – Shiatsu als Solo« beschrieben) in den Bauch, sofern es Ihnen ohne Schmerzempfindung möglich ist. Bei der Ausatmung lassen Sie den Nabel möglichst weit in Richtung Wirbelsäule sinken.
- Lassen Sie beide Hände auf der Bauchdecke liegen und stellen Sie sich bei der Einatmung vor, wie Ihr gesamter Bauchraum belebend versorgt wird und sich bei der Ausatmung die Beckenknochen leicht zueinander schieben.
- Setzen Sie die Fingerspitzen beidseitig neben den Nabel, lassen Sie sie bei der Ausatmung etwas in den Bauch einsinken.
- Stimulieren Sie dabei folgende Punkte (siehe Abb. 48, S. 124 f.):
  Ma 25 = »Türangel des Himmels«
  Ma 26 = »Außenhügel«
  Ma 27 = »Große Macht«

Das hilft bei allgemeinem Schwächegefühl und Schmerzen im Unterbauch.

Übung 2 Den Kreislauf über die Yin-Meridiane stabilisieren

Mit dieser Übung stützen Sie Ihren unter Umständen etwas mitgenommenen Kreislauf. Sie wird auch liegend durchgeführt.

So gehen Sie vor:

- Lassen Sie Ihre Füße ausgiebig in beide Richtungen kreisen.
- Schieben Sie abwechselnd die Fersen und dann die Zehen in Richtung Bettende.

- Winkeln Sie beide Beine etwas an und geben Sie mit der Fußsohle (Fußgewölbe) leichten Druck an der Innenseite des anderen Beines.
- Setzen Sie dabei den Fuß vom Knöchel ausgehend bei jeder Ausatmung einen Fuß breit weiter nach oben – nur so weit, wie es Ihnen möglich ist; *3-mal an jedem Bein wiederholen*

So regen Sie Milz-, Leber- und Nieren-Meridiane an und bringen den venösen Rückfluss in Schwung.

- Setzen Sie diese Übung fort, indem Sie sich Vollhand-Druck (VD) an beiden Arminnenseiten von der Achsel bis zu den Fingerspitzen geben.
- Drücken Sie abschließend den Punkt **Kr 9** (siehe auch Kasten »Bedeutung einzelner Druckpunkte«, S. 46).

Übung 3 Die Schulter- und Hüftwippe durchführen

Dabei bewegen, dehnen und entspannen Sie die Körperzonen, die durch die Geburtsarbeit manchmal bis zum anschließenden Muskelkater beansprucht wurden.

So gehen Sie vor:

- Nehmen Sie eine ganz entspannte Rückenlage ein.
- Heben Sie abwechselnd Ihre beiden Schultern wippend von der Unterlage. Der restliche Körper (auch Kopf und Hals) bleibt dabei ruhig liegen.
- Legen Sie beide Hände auf den Bauch und heben Sie abwechselnd den rechten und linken Ellenbogen in einer größeren, aber leichten Bewegung.
- Lassen Sie nun den Oberkörper ruhen und heben und senken Sie Ihre Hüfte wechselseitig, indem Sie das Bein jeweils leicht anziehen.
- Setzen Sie diese schaukelnde Bewegung mit den Füßen fort. Beide Beine liegen gestreckt, nur die Füße bewegen sich im Wechsel nach außen und innen.

Wippen Sie in jeder der 4 Positionen langsam, aber ausgiebig.

Übung 4 Den Beckenboden wieder spüren

Auch wenn Sie zunächst das Gefühl haben, Ihre Muskulatur gar nicht mehr wahrnehmen und beeinflussen zu können, werden Sie bei dieser Übung schon bald erste Erfolge bemerken.

So gehen Sie vor:

- Akzeptieren Sie dieses Körpergefühl und beginnen Sie mit der gedanklichen Vorstellung der Übung. Sie müssen also nicht alle physische Kraft anstrengen, das »Hindenken« genügt fürs Erste.
- Öffnen Sie beim Einatmen den Beckenboden wie eine sich entfaltende Blüte und schließen Sie diese bei der Ausatmung wieder zu einer Knospe.
- Üben Sie diese Muskelbewegung aktiv, sobald Sie sie ohne Schmerzen (verheilte Dammnaht) durchführen können.
- Steigern Sie nun die Anspannung, indem Sie mit der »Knospe« die Energie ganz in sich aufnehmen. (Dabei hebt sich der Beckenboden und Sie ziehen das Ki, die Lebensenergie, bis in Ihre Gebärmutter.)

Stabilisation nach der ersten Regenerationsphase

Das Bewegungsbedürfnis von Frauen nach der Geburt ist sehr unterschiedlich. Überfordern Sie sich jedoch nach dem Wochenbett nicht. Auch wenn Sie Beckenboden-, Bauch- und Rückenmuskulatur trainieren möchten – denken Sie daran, dass die Gebärmutter eine Heilungsphase benötigt, um sich zurückzubilden.

Alle Übungen und Behandlungsmöglichkeiten aus dem 3. bis 5. Kapitel können Sie jetzt wieder aufnehmen. Kurze gegenseitige Behandlungen mit dem Partner oder in einer Shiatsu-Gruppe unterstützen Ihren energetischen Aufbau.

Ergänzende Übungen

Übung 1 Die Bauchmuskeln stärken

So gehen Sie vor:

- Ziehen Sie in Rückenlage Ihre Knie an die Brust und halten Sie diese eine Weile fest angezogen.
- Öffnen Sie Arme und Beine und lassen Sie sie ganz langsam in die ausgestreckte Position zurücksinken.
- Nehmen Sie wieder die Knie zur Brust und heben Sie gleichzeitig Kopf und Schultern von der Unterlage.
- Legen Sie sich anschließend entspannt zurück und atmen Sie ruhig und gleichmäßig in den Bauch; *mehrmals wiederholen*

Übung 2 Hüfte und Wirbelsäule dehnen

So gehen Sie vor:

- Legen Sie sich in die Seitenlage, das obere Bein ist dabei angewinkelt.
- Strecken Sie jetzt den oben liegenden Arm aus und machen Sie mit dem Oberkörper eine öffnende Bewegung nach hinten, bis beide Schultern auf den Boden zu liegen kommen.
- Mit der anderen Hand dehnen Sie das noch immer angewinkelte obere Bein eine kleine Weile.
- Geben Sie das angewinkelte Bein frei, sodass Sie sich mit gestreckten Beinen in Rückenlage befinden; *mehrmals auf beiden Seiten wiederholen.*

Übung 3 Die Beckenbodenbeweglichkeit verbessern

So gehen Sie vor:

- Für diese Bewegungsübung nehmen Sie am besten den Vierfüßlerstand oder die Knie-Ellenbogen-Lage ein.
- Atmen Sie in den Bauch ein und führen Sie bei der Ausatmung eine Spiralbewegung mit dem Becken durch.

- Ziehen Sie gleichzeitig bei den immer kleiner werdenden Beckenkreisen den Bauchnabel fest nach innen; *mehrmals in beide Richtungen wiederholen*

Shiatsu für Ihr Baby

Im Grunde ist Shiatsu mit Babys einfach eine erweiterte Form des Streichelns und Schmusens. Das Baby wird dabei nicht in eine Behandlungstechnik eingepasst, sondern die Eltern lernen spielerisch, die Energiebahnen auszustreichen, indem Sie den Bewegungsabläufen des Kindes folgen.

Genauso wohltuend wie Erwachsene empfinden auch schon die Kleinsten Shiatsu. Die liebevolle Massage der Meridiane hat positiven Einfluss auf Wachstum, Knochenbau, innere Organe, den Muskeltonus und die Durchblutung. Sie wirkt beruhigend und obendrein stärkt sie die Beziehung zwischen Eltern und Kind.

So gehen Sie vor:

- Massieren Sie direkt auf der Haut des Kindes, wenn es wach und zugänglich für diese Streicheleinheiten ist und Sie 10–15 Minuten ungestört Zeit füreinander haben.
- Streichen Sie zunächst mit der ganzen Hand und anschließend mit Daumen oder Fingerspitzen die Meridiane in ihrer Flussrichtung aus.
- Üben Sie keinen zu starken Druck aus und orientieren Sie sich immer am Befinden und den Hautreaktionen Ihres Kindes.

Eine detaillierte Anleitung zum Baby-Shiatsu würde den Rahmen dieses Buches sprengen. Für alle, die neugierig geworden sind, gibts mehr Informationen dazu bei den Tipps zum Weiterlesen sowie im Adressteil.

Zum guten Schluss – Nachwort

Sie sind am Ende des Buches angekommen und doch ist es nicht ausgelesen, denn Sie dürfen – Sie sollten – immer wieder nachschlagen.

Ihnen, liebe Leserin, wünsche ich, dass diese Lektüre Sie auf den Weg gebracht hat zu neuen Körpererfahrungen. Probieren Sie's mit Shiatsu und probieren Sie's erneut.

Der vorliegende Ratgeber will dazu anregen, anleiten und ermutigen. Wenn Sie ihn in diesem Sinne nutzen können, haben Sie viel erreicht – für sich selbst, Ihre Partnerbeziehung und nicht zuletzt für Ihr Baby.

Bücher zum Weiterlesen bei TRIAS

Der große TRIAS-Ratgeber Schwangerschaft und Geburt. Mit ausführlichem Sonderteil für die ersten Monate: Mein Baby und ich. Janet Balaskas, Yehudi Gordon. TRIAS 1997.

CD: Sich wohl fühlen in der Schwangerschaft. Traumreisen zu Ihrem Baby. Sanft entspannen und neue Kräfte sammeln. Mit Atemübungen, Schwangerschaftsgymnastik und Shiatsu. Antonia Scheib, Carmen Schories. TRIAS 1999

Die besten Hausmittel für eine unbeschwerte Schwangerschaft und Stillzeit. Die 37 häufigsten Beschwerden natürlich behandeln: So fühlen Sie sich wohl. Karen Meyer-Rebentisch, Antje Krüger. TRIAS 1999

Ausgewogen essen während der Schwangerschaft. Was Sie und Ihr Baby jetzt brauchen. Kalorienbewusste Ernährung mit allen wichtigen Biostoffen. Viele gesunde Kochideen im farbigen Rezeptteil. Ulrike Novotny. TRIAS 1999

So ernähre ich mein Baby richtig und gesund. Der praktische Ernährungsratgeber für das erste Jahr: viele Tips rund ums Stillen, Fläschchen und den ersten Brei. Barbara Dohmen. TRIAS 1999

Wie Sie Ihr Baby mit sanfter Massage verwöhnen. Mit farbigem Poster fürs Kinderzimmer. Barbara Ahr. TRIAS 1998

Schwimmen mit Babys und Kleinkindern. Viele lustige Übungen im und unter Wasser für Sie und Ihr Kind. Barbara Ahr. TRIAS 2000

Wie Sie Ihr Baby liebevoll fördern. Spielerisch lernen 1. Kreative Ideen für Eltern. Ratgeber & Spielbuch. Kirsten Sonntag. TRIAS 1999

Babys – so verschieden und doch gleich. Warum Babys sich individuell entwickeln. Mehr Sicherheit für Eltern in den ersten Monaten. Jan Hein Brüggemann. TRIAS 1996

Ich würde mich so gerne freuen. Verstimmungen und Depressionen nach der Geburt. Hilfen für Mütter und Väter. Ann Dunnewold, Diance G. Sanford. TRIAS 1996

Umweltgifte: So schützen Sie Ihr Kind. Belastungen erkennen, verringern, vermeiden. Herbert L. Needleman, Philip J. Landrigan.

Adressen, die weiterhelfen

Europäisches Shiatsu-Institut (E. S. I.) München
Klaus Metzner
Marktstraße 8
80802 München

E. S. I. Wien
Roberto Preinreich
Kaunitzgasse 16/10
A-1060 Wien

E. S. I. Schweiz
Schützengasse 30
CH-8001 Zürich

Gesellschaft für Shiatsu
Winterfeldtstraße 97
10777 Berlin
(Adressen anerkannter Shiatsu-Therapeutinnen hier erhältlich)

Gesellschaft für Geburtsvorbereitung
Dellestraße 5
40627 Düsseldorf

Bund freiberuflicher Hebammen Deutschlands e. V.
Am alten Nordkanal 19
41748 Viersen
Tel. 0 21 62/35 21 49

Gesellschaft für Geburtsvorbereitung Bundesverband e. V. GfG
Postfach 22 01 06
40608 Düsseldorf
Tel 02 11/25 26 07

Stichwortverzeichnis